# DER RICHTIGE RIECHER

Fit und vital durch mehr Sauerstoff

**HEEL**

## Impressum

HEEL Verlag GmbH

Gut Pottscheidt

53639 Königswinter

Telefon 0 22 23/92 30-0

Telefax 0 22 23/92 30 26

Alle Angaben ohne Gewähr, Irrtümer vorbehalten

*Lektorat:* Marcus Reckewitz, Bonn

*Satz und Gestaltung:* ArtWork Olaf Schumacher, Königswinter

*Druck:* Lorenz Ellwanger, Bayreuth

*Anatomische Zeichnungen:* W. Platzer, Pernkopf Anatomie 1. Band:
Kopf und Hals, 3. Auflage, Urban & Schwarzenberg, 1987

Printed and bound in Germany

ISBN: 3-89365-807-6

Die Behandlungsvorschläge in diesem Buch sind von Autor und
Verlag nach bestem Wissen und Gewissen sorgfältig erwogen
und geprüft, die Informationen stellen aber keinen Ersatz für me-
dizinische Betreuung jeglicher Art dar. Autor und Verlag und ihre
Beauftragten übernehmen keine Haftung für etwaige Personen-,
Sach- und Vermögensschäden, die sich aus dem Gebrauch oder
Mißbrauch der in diesem Buch dargestellten Behandlungsmetho-
den ergeben.

DR. JOHANNES TEBBE

# DER RICHTIGE RIECHER

## Fit & vital durch mehr Sauerstoff

HEEL

# Inhalt

# Vorwort

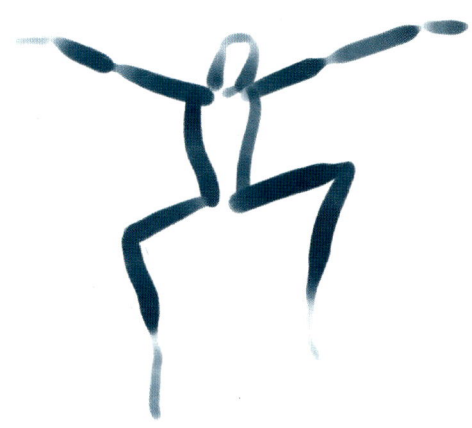

**Die Medizin der Zukunft wird eine Komplementärmedizin sein.**

Die Zeiten ändern sich. In allen Bereichen der Wirtschaft, der Gesellschaft und der Politik spürt man eine Unruhe, ein Umdenken, ein Suchen nach neuen Ideen und Lösungen. Bisher erfolgreiche Systeme und funktionierende Strukturen stoßen in einer sich rapide wandelnden Welt zunehmend an die Grenzen ihrer Belastbarkeit. Sich ändernde Rahmenbedingungen werfen neue Fragen auf, fordern neue Denk- und Vorgehensweisen, die die alten ergänzen, manchmal auch ablösen. So entsteht Fortschritt – ein Prozeß, der nicht selten mit schmerzhaften Verwerfungen einhergeht, der jedoch mehr Chancen als Risiken in sich birgt. Vorausgesetzt, die Betroffenen erkennen die Notwendigkeit solcher Prozesse an und bewegen sich im Sinne ihrer Gestaltung und Bewältigung aufeinander zu, statt in den gewohnten Ritualen gesellschaftlicher Stellungskriege zu verharren.

In der Medizin werden wir eine ganz ähnliche Entwicklung erleben. Die bisher dominante Schulmedizin befindet sich schon seit geraumer Zeit in einer mehr oder weniger fruchtbaren Auseinandersetzung mit sogenannten alternativen Heilmethoden, mit der Naturheilkunde, der Psychologie und anderen Denk- und Behandlungsansätzen. Das Ergebnis dieses Prozesses wird sein, daß sich die einzelnen Richtungen in Zukunft nicht mehr bekämpfen, sondern einander ergänzen werden. Das bisher noch allzu häufig praktizierte Gegeneinander wird dereinst also einem die Medizin bereichernden Miteinander, das „entweder oder" einem „sowohl als auch" weichen. Eine aufeinander abgestimmte Komplementärmedizin wird entstehen – es ist nur eine Frage der Zeit.

Um diesen Prozeß zu fördern und die öffentlich geführte Diskussion um einige neue Aspekte zu bereichern, habe ich diesen Ratgeber geschrieben. Es geht mir dabei jenseits medizinischer Fachsimpelei darum, die Betroffenen – d.h. die Patienten – zu erreichen. Als Facharzt für Hals-Nasen-Ohrenheilkunde mit langjähriger Praxis- und Operationserfahrung weiß ich, daß nicht nur akute, sondern vor allem chronische Erkrankungen der Nase und der Nebenhöhlen sowie Tinnitus-Beschwerden erhebliche Einbußen der Lebensqualität zur Folge haben können. Nach der Behandlung von ca. 40 000 Patienten in einer Gemeinschaftspraxis in den letzten acht Jahren gewann ich darüber hinaus zunehmend die Erkenntnis, daß viele Krankheitsbilder und Befindlichkeitsstörungen sowie ein gravierender Mangel an Vitalität, die auf den ersten (schulmedizinischen) Blick mit meinem Fachbereich scheinbar gar nichts zu tun hatten, oftmals ursächlich auf erkannte oder auch unerkannte Erkrankungen des Hals-Nasen-Ohrenbereiches zurückzuführen waren. So konnte ich mit den von mir entwickelten Therapien für den HNO-Bereich nicht nur langjährige Tinnitus-Beschwerden, sondern auch Migräne, Stimmungsschwankungen, leichtere Depressionen, Panikattacken, Schwindel, Müdigkeit und Leistungsabbau, chronische Rückenbeschwerden, ja sogar rheumatische Erkrankungen erfolgreich behandeln.

Mit diesem Buch möchte ich den betroffenen Menschen neuartige, in der Praxis sehr erfolgreiche Behandlungsstrategien und Lösungsansätze vorstellen. Zum besseren Verständnis meiner therapeutischen Methodik und der ihr zugrundeliegenden ganzheitlich orientierten Medizin vorab jedoch zunächst einige Worte zu meinem beruflichen Werdegang und den auf diesem Weg gemachten Erkenntnissen über das so überaus komplexe System Mensch.

Vor 22 Jahren begann ich mein Medizinstudium. Da mich von Anfang an der gesamte Mensch in all seinen Facetten interessierte, besuchte ich während des gesamten Studiums gleichzeitig Vorlesungen und Seminare in den Bereichen Psychologie, Philosophie, Wissenschaftstheorie sowie Physik und beschäftigte mich mit philosophisch-theologischen Grenzfragen. Dieses Interesse hat sich bis heute nicht gemindert, sondern eher verstärkt, es scheint mir sogar immer wichtiger zu werden.

Während meines Studiums dachte ich zunächst daran, Arzt für Allgemeinmedizin zu werden, da ich glaubte, in diesem Bereich am meisten einer ganzheitlich orientierten Medizin gerecht werden zu können. Getragen von der Vorstellung, daß Husten, Schnupfen, Heiserkeit, Hals- und Ohrentzündungen einen Großteil der täglichen allgemeinärztlichen Praxis ausmachen, entschloß ich mich gegen Ende des Studiums, drei Monate in der Hals-Nasen-Ohren-Abteilung des Krupp-Krankenhauses in Essen unter der Leitung von Prof. Dr. Joachim Heermann zu praktizieren. Diese drei Monate sollten mein be-

**Tinnitus, Migräne und chronische Müdigkeit müssen kein Schicksal sein.**

rufliches Leben völlig verändern. Fasziniert von der Mikrochirurgie und ihren Möglichkeiten im Bereich der Nase, der Nasennebenhöhlen und des Ohres entschloß ich mich, meine Facharztausbildung als HNO-Arzt in eben dieser Klinik zu absolvieren.

Es mag Zufall gewesen sein, daß der Vater meines Chefs, Prof. Dr. Hans Heermann, in meinem Geburtsjahr 1957 als erster die Vorteile des Gebrauchs des Mikroskops zur Untersuchung und zur Operation der Nase beschrieb. Zahlreiche Operationsverfahren für die Nase und die Ohren, die sich heute weltweit durchgesetzt haben, wurden von den „Heermännern", die über drei Generationen die Krupp-HNO-Abteilung geleitet haben, entwickelt oder mitentwickelt. In allen drei Generationen wurde viel Pionierarbeit geleistet.

Von 1982 bis 1991 arbeitete ich als HNO-Arzt in dieser Pionierklinik und lernte das „Innenleben" der Nase und ihrer Nebenhöhlen durch viele Tausend Operationen, die ich selbst durchgeführt oder oberärztlich betreut habe, immer eingehender kennen. Ich verfeinerte meine operative Vorgehensweise mit jeder weiteren Operation so weit, daß ich 1991 die Klinik verließ, um in die freie Praxis zu meinem Kollegen Dr. Antoine Aschmann zu wechseln und fortan alle Operationen der Nase und der Nasennebenhöhlen ausschließlich ambulant durchzuführen.

Es mag erneut Zufall gewesen sein, daß die Erfahrungen mit der ersten Patientin, die ich im Juli 1991 ambulant an der Nase operierte, mein berufliches Leben und Denken ein weiteres Mal gänzlich veränderten. Diese 35jährige Frau operierte ich wegen einer chronischen Vereiterung der Nasennebenhöhlen an der Nasenscheidewand und an den Nebenhöhlen. Nach erfolgreicher Ausheilung sah ich sie im Oktober 1991 wieder, als sie wegen einer Ohrentzündung ihrer kleinen Tochter die Praxis aufsuchte. Bei der Verabschiedung erzählte sie mir beiläufig, daß sie seit dem Tag der Operation keine Migräneanfälle mehr gehabt habe, unter denen sie vor der Operation über 17 Jahre hinweg zwei- bis dreimal pro Monat gelitten hatte. Außerdem seien ihre Stimmung und ihr Schlaf seit dem Eingriff viel besser geworden.

Diese Nachricht durchfuhr mich wie ein Blitz. Sie weckte in mir den „schlummernden" Allgemeinarzt, wurde ein Schlüsselerlebnis und die eigentliche Geburtsstunde meiner heutigen ganzheitlichen Denk- und Behandlungsweise. Nie zuvor hätte ich gedacht, daß Migräneanfälle etwas mit den Nasennebenhöhlen zu tun haben könnten. In keinem der vielen Fachbücher hatte ich je etwas über diese Zusammenhänge gelesen. Seit diesem Erlebnis habe ich viel Kraft, Zeit und Geld in die Erforschung weiterer Zusammenhänge investiert, fast täglich lerne ich etwas Neues dazu über medizinische Funktionszusammenhänge dazu, und keiner der vielen Praxistage ist mir je langweilig geworden. Heute bin ich froh, daß ich mich vom Beginn des Studiums an bis heute so intensiv mit Fragen der Psychologie, der Philosophie und der Wissenschaftstheorie beschäftigt habe, vielleicht wäre sonst die Mitteilung über die „geheilte" Migräne eine von vielen „belanglosen",

**Ein Schlüsselerlebnis: Migränefrei durch Nebenhöhlen-Operation.**

nicht weiter interessanten Bemerkungen geblieben, mit der ich nichts anzufangen gewußt hätte.

Seit jenem Oktober 1991 beschäftige ich mich also mit der Suche nach Funktionszusammenhängen innerhalb des menschlichen Körpers. Doch gleichzeitig interessieren mich auch die wechselseitigen Wirkungen zwischen Denken und Fühlen einerseits sowie körperlicher Gesundheit und Wohlbefinden andererseits. Denn Denken und Fühlen sind ihrerseits wiederum geprägt von den äußeren Umständen, in denen der betreffende Mensch lebt. Mithin ist der Mensch medizinisch niemals zu verstehen, wenn man ihn nicht auch als soziales Wesen betrachtet, der eingebunden ist in gesellschaftliche, ökologische und ökonomische Systeme. Denn die Einflüsse dieser übergeordneten Systeme können sich auf die Gesundheit und das Befinden des Einzelnen positiv, aber auch negativ auswirken. So läßt sich ein nervöser Reizmagen mit säurebindenden Mitteln behandeln und damit immer wieder eine vorübergehende Linderung der Schmerzsymptomatik erreichen. Wenn die eigentliche Ursache des Reizmagens jedoch die tägliche Konfrontation des Betreffenden mit seinem Chef ist, dann wäre es sinnvoller, die Firma oder die Abteilung zu wechseln und die Gesamtvitalität zu überprüfen. So läßt sich, wenn das gesamte Umfeld wieder stimmt, der Magen dauerhaft und ohne Medikamente zur erwünschten Ruhe bringen.

Die Psychosomatik wurde von der klassischen Schulmedizin lange belächelt, bevor sie ihre heutige, allgemein anerkannte Position erlangen konnte. Inzwischen wurden auch die Kämpfe um die Akupunktur und die Anerkennung ihrer Wirkkraft weitgehend eingestellt. Es dauert oft 30 bis 50 Jahre, bis neue Methoden in etablierten Systemen Fuß fassen. Ähnlich ergeht es der Logotherapie nach Viktor Frankl, mit der ich erfolgreich und deutlich therapieverkürzend arbeite. Es wird wohl ebenfalls noch Jahrzehnte dauern, bis Frankls Erkenntnisse über die Wichtigkeit der Sinnfindung und Sinngestaltung für die Gesundheit des Menschen fester Bestandteil moderner medizinischer Konzepte werden.

Oftmals sind die umweltbedingten Einflüsse auf den Menschen und die dadurch hervorgerufenen Reaktionen so komplex, daß sie sich einer detaillierten Analyse entziehen. Dies ist wohl auch der wichtigste Grund, warum diese Zusammenhänge nicht Gegenstand schulmedizinischer Betrachtungen sind. Denn die Schulmedizin ist auf den Prinzipien der analytischen, immer tiefer ins Detail gehenden Naturwissenschaft aufgebaut. Komplexe Zusammenhänge lassen sich klassisch naturwissenschaftlich jedoch nicht messen. Erst wenn komplexe Zusammenhänge in kleinste Details zerlegt werden, kann man bestimmte Reaktionen reproduzierbar machen. Und diese Reproduzierbarkeit – das immer wieder auftretende, gleichförmige Reaktionsverhalten auf einen bestimmten, genau festgelegten Reiz – fordert die Naturwissenschaft, um etwas als wissenschaftlich bewiesen anzuerkennen. Diese Vorgehensweise und ihre festgelegten Standards sind notwendig und wichtig und haben die Entwicklung modernster medizinischer Untersuchungs- und Behandlungsverfahren überhaupt erst ermöglicht. Nur deshalb können heute Herzen transplantiert und komplizierte Knochenbrüche operativ wieder zur Ausheilung mit gutem Funktionsergebnis gebracht werden.

Die rein naturwissenschaftlich orientierte Medizin arbeitet jedoch nach dem Prinzip des „entweder oder" bzw. nach dem Prinzip des eindeutigen „wenn, dann". Ein „sowohl als auch" entzieht sich ihrer wissenschaftlichen Erkenntnisfähigkeit weitestgehend. Die Naturheilkunde arbeitet und denkt anders. Sie befaßt sich mit komplexeren Zusammenhängen und setzt Impulse, die auf Funktionszusammenhänge zielen, um bestimmte Reaktionen wahrscheinlicher zu machen. Sie setzt mehr auf das Prinzip des „sowohl als auch", denn komplexe Systeme halten eine große Zahl möglicher Reaktionen bereit, die sich nicht eindeutig vorhersagen lassen und auch nicht immer reproduzierbar sind. So vermag eine Akupunkturbehandlung dem einen Patienten helfen, dem anderen jedoch nicht. Eine grundsätzliche Erkenntnis, die jedoch auch die Schulmedizin kennt: Daß ein Blutdruckmittel bei einem Menschen den erhöhten Blutdruck wunderbar senkt, bei einem anderen Menschen hingegen überhaupt nicht hilft, gehört zur alltäglichen Erfahrung schulmedizinischer Internisten oder Allgemeinärzte.

Im Grunde sind Naturheilkunde und Schulmedizin gar nicht so weit voneinander entfernt und bewegen sich immer mehr aufeinander zu: Kein Naturheilkundler wird ernsthaft die Vorteile modernster Operationsmethoden bestreiten kön-

nen. Anderseits gibt es immer mehr Schulmediziner, die alternative Heilmethoden wie zum Beispiel die Akupunktur praktizieren, obwohl bis heute naturwissenschaftlich nicht nachweisbar ist, wie sie wirken. Diese Schulmediziner haben sich jedoch der Einsicht nicht versperrt, daß sie wirken, und handeln zum Wohle vieler Patienten nach der Maxime, derzufolge derjenige Recht hat, der heilt. Was im übrigen auch Krankenkassen zunehmend bei der Anerkennung alternativer Heilmethoden aus Kostengründen anerkennen.

Beiden medizinischen Richtungen ist auch gemeinsam, daß sie wirkliche Ganzheitlichkeit noch erlernen müssen. Denn wirkliche Ganzheitlichkeit setzt das umfassende Bewußtsein über das ausgeglichene Zusammenspiel aller den Menschen beeinflussenden Faktoren voraus. Doch wer kann heute schon von sich sagen, alle Faktoren zu kennen, geschweige denn zielgerichtet beeinflussen zu können – vielleicht wird dies dem Menschen in der wünschenswerten Form niemals gelingen.

Im Idealfall bieten komplexe Gemeinschaften, die Gesellschaft als Ganzes ebenso wie die kleineren gesellschaftlichen Zellen – das Arbeitsteam oder die Familie –, dem einzelnen Menschen Möglichkeiten zu seiner Entfaltung und Entwicklung. Je größer der Freiraum des Einzelnen, desto individueller wird er sich entwickeln können. Und nur so kann der einzelne Mensch neue kreative Impulse setzen und damit die Gemeinschaft bereichern. Die Befindlichkeit des Ganzen bestimmt die Befindlichkeit des Einzelnen – und umgekehrt, d.h. in jeder menschli-

**Komplexe Systeme dulden oft kein „entweder oder". Sie leben vom „sowohl als auch".**

Überleben, leben oder vital leben – das ist die entscheidende Frage. Vitales Leben braucht Freiheit zur Entfaltung und Weiterentwicklung.

**1.** Je mehr Leben an die Existenzschwelle gedrückt wird, desto mehr engt sich der Entfaltungsraum ein. Man sucht Halt und klammert sich deshalb an einengende Strukturen. Als Preis für diesen Halt steht man mit dem Rücken zur Wand – eine Situation des Überlebens.

**2.** Steigt die Vitalität, kann man mehr aus sich heraus leben. Der Entfaltungsfreiraum erweitert sich. Die Grenzen sind jedoch nach wie vor eingeschränkt. Man steht aber nicht mehr mit dem Rücken zur Wand.

**3.** Mit optimal entwickelter Vitalität lösen sich fast alle Grenzen auf. Der breite individuelle Freiraum läßt Souveränität, Authentizität und Integrität zu. Der freie Austausch mit der Umwelt kann reibungslos und frei fließen. Das Ergebnis ist ein Höchstmaß an Freiheit – das Leben wird zu einem offenen System aus Geben und Nehmen.

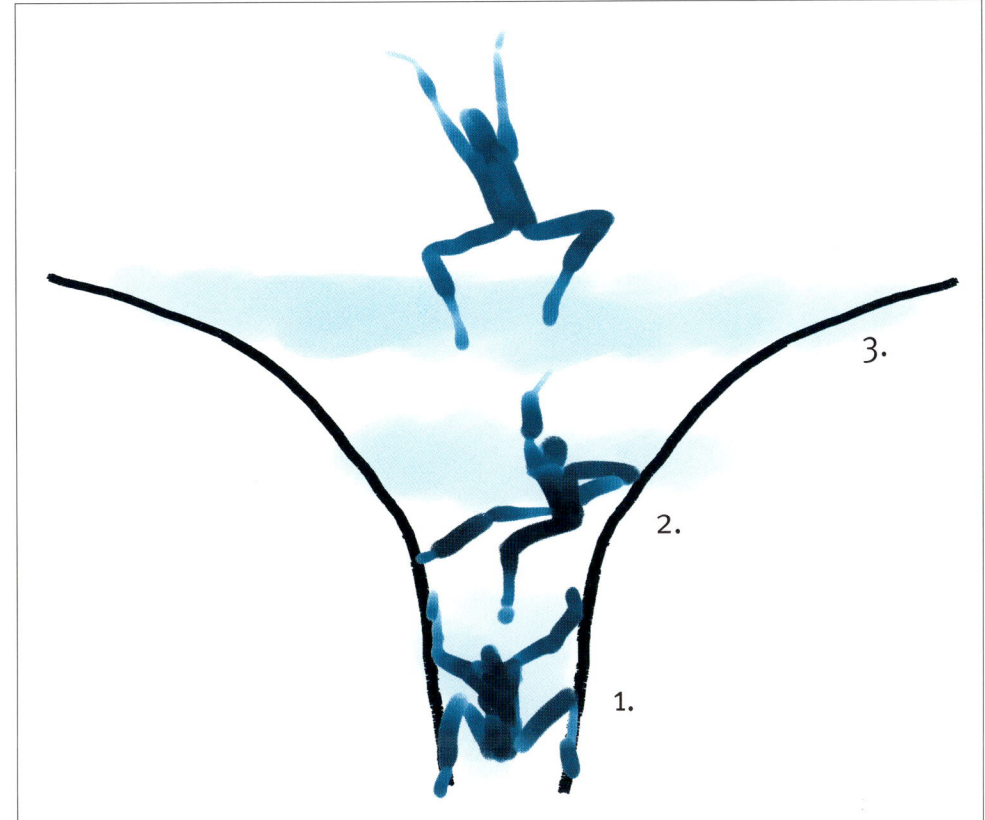

chen Gemeinschaft gibt es mehr oder weniger komplexe Wechselwirkungen. Detailstörungen behindern den reibungslosen Ablauf des Ganzen, d.h. jeder Mensch als Teil größerer oder auch kleinerer menschlicher Gemeinschaften kann das Funktionieren des Ganzen fördern oder stören. Andererseits kann jeder Mensch von einem intakten Ganzen profitieren oder unter einem nicht funktionierenden Ganzen erheblich in seiner persönlichen Entwicklung und Entfaltung und damit in seinem Wohlbefinden und seiner Gesundheit eingeschränkt werden.

Komplexe Systeme, die menschliche Gemeinschaft ebenso wie das System Mensch selbst, funktionieren also nur dann, wenn die einzelnen Bestandteile jenseits ihrer Individualität so gleichwertig wie möglich sind und jeder die ihm zugedachte Aufgabe im Ganzen so gut es geht wahrnimmt. Auch das System Mensch besteht aus unterschiedlichen Bestandteilen – es sind dies der Körper, die Psyche und der Geist –, die in einer komplexen Wechselwirkung zueinander stehen. Und auch das System Mensch funktioniert nur dann optimal, wenn diese einzelnen Bestandteile gleichwertig sind und sich in einem ausgewogenen Verhältnis zueinander befinden.

Der Körper ist Materie und unterliegt biologischen, chemischen und physikalischen Gesetzen. Wie jede Materie neigt er zur Trägheit, wenn er nicht Impulse von außen, von der Psyche oder vom Geist erhält. Seine Hauptkraftquelle ist der Sauerstoff. Die Psyche hingegen ist ebenso wie der Geist nicht stofflich. Sie neigt von Natur aus zum Träumen, zum Spüren, zum Sehnen oder

gar zur Sehnsucht. Hier ist das Gefühl und das Gespür für Zusammenhänge, für das Ganze angesiedelt. Die Psyche will Offenheit und tendiert dabei zuweilen bis ins Chaotische. Die gesunde Psyche ist auf Resonanz, auf Miteinander ausgerichtet. Ihre Hauptkraftquelle ist die Liebe, als Voraussetzung für Miteinander, für die Achtung des Andersartigen. Die Psyche hat ein Gespür für das Prinzip des „sowohl als auch". Der Geist wiederum ist darauf ausgerichtet, komplexe Zusammenhänge zu durchdenken, zu analysieren und in ihre Teile zu zerlegen, bis er sie verstehen kann. Er will Logik und Ordnung und neigt dazu zu ignorieren, was nicht eindeutig logisch zu erfassen ist. Das Ganze in all seinen unvorhersehbaren Wechselwirkungen ist ihm ein Greuel. Deshalb unterliegt der Geist der Gefahr des gedanklichen Kurzschlusses mit all seinen Konsequenzen. Im Idealfall besitzt ein Mensch die geistige Kraft, einerseits zu analysieren und gleichzeitig anzuerkennen, daß das Ganze immer sehr viel mehr ist, als die Summe seiner Teile. Ehrlich anzuerkennen, daß man durch gedankliche Analyse zwar immer mehr vom Ganzen und seinen Prinzipien lernen, daß man aber niemals das Phänomen des Ganzen je vollständig erfassen kann, diese Ehrlichkeit führt den Menschen zur Bescheidenheit – und das ist schließlich auch eine wichtige Tugend.

Ebenso wie im komplexen System menschlicher Gemeinschaften, können auch Detailstörungen das Gesamtsystem Mensch beeinträchtigen. Mit anderen Worten: Geistige Unter- oder Überforderung und psychische Belastungen

**Das Gesamtsystem Mensch ist mehr als die Summe seiner Einzelteile.**

Jeder Mensch ist ein Unternehmen – ein Unternehmen, daß seine drei Unternehmenssäulen Körper, Psyche und Geist immer wieder zusammenführen muß. Die wichtigste Kraftquelle des Körpers ist der Sauerstoff, die Hauptkraftquelle der Psyche ist die Liebe, der Geist schöpft seine größten Kräfte aus der Ehrlichkeit. Der Erfolg des Unternehmens Mensch resultiert aus der Ausgewogenheit dieses Systems – je größer die Schnittmenge, desto erfolgreicher ist das Unternehmen Mensch. Hirnforscher haben unlängst die Liebe als Naturgesetz entdeckt. Meine drei Behandlungssäulen sind seit Jahren der Sauerstoff, die Liebe und die Ehrlichkeit. Die hier aufgeführten Fallbeispiele zeigen, wie komplexe Störungen sich förmlich auflösen, wenn man die Unternehmensteile Körper, Psyche und Geist wieder zusammenführt.

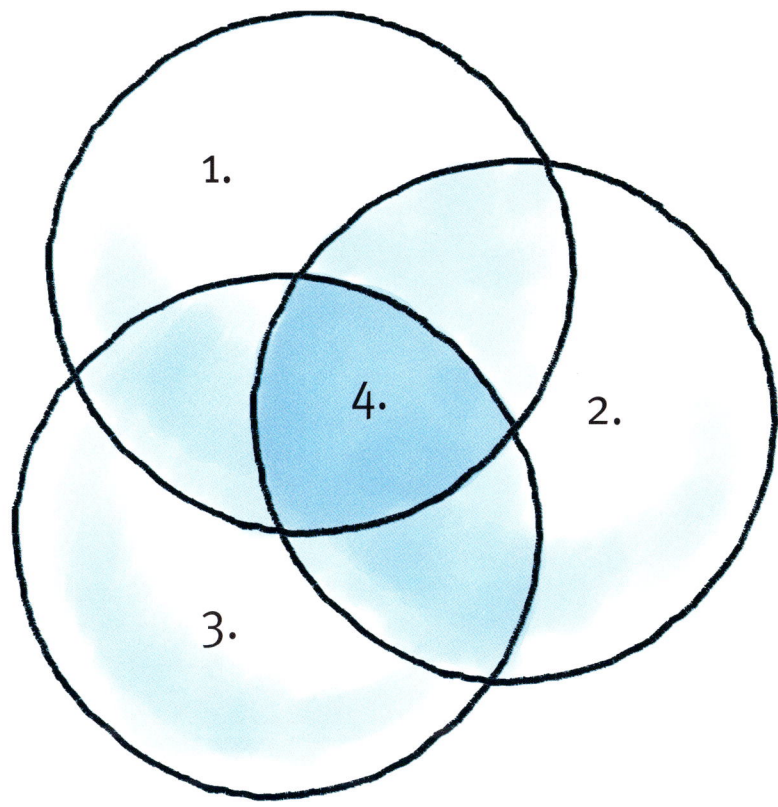

1. Psyche

2. Geist

3. Körper

4. In der Mitte liegt die Kraft

bzw. Störungen können den Körper krank machen. Umgekehrt gilt: Leidet der Körper an einer erkannten oder auch unerkannten organischen Krankheit oder an unentdeckten Funktionsstörungen, wird dies zwangsläufig Auswirkungen auf das geistige und psychische Wohlbefinden haben und die Vitalität des Betroffenen mehr oder weniger stark einschränken. Bei schweren Erkrankungen ist dies ein leicht erkennbarer Zusammenhang.

Häufig werden die tatsächlichen Ursachen von organischen Krankheiten oder Befindlichkeitsstörungen jedoch gar nicht erkannt, weil weder Patient noch behandelnder Arzt die Funktionszusammenhänge innerhalb des komplexen Systems Körper ausreichend kennen. Die ganzheitlich orientierte Medizin hat auf diesem Gebiet zwar bereits einiges geleistet, doch hier sind noch viele neue Erkenntnisse zu erwarten. Die Schulmedizin tut sich bisher nach wie vor schwer, die Erfolge der ganzheitlichen Medizin anzuerkennen, denn in vielen Fällen weiß man, wie bei der Akupunktur, bis heute nicht, warum bestimmte Behandlungsmethoden wirken, man weiß nur, daß sie wirken. Den von der Schulmedizin geforderten streng naturwissenschaftlichen Beweis (Studien, Laborversuche) für bestimmte organische Funktionszusammenhänge oder die Wirksamkeit alternativer Behandlungsmöglichkeiten kann die ganzheitliche Medizin aus vielerlei Gründen bisher (noch) nicht führen. Doch so wie ich können mittlerweile viele praktizierende Ärzte Erfahrungen und erfolgreiche Behandlungsergebnisse bei Tausenden von Patienten vorweisen,

oftmals leitet dabei der Zufall auf abenteuerliche Fährten, die zu außergewöhnlichen Erkenntnissen führen, wie das Behandlungsergebnis meiner ersten Patientin deutlich zeigt.

Den Körper, die Psyche und den Geist als drei höchst unterschiedliche Partner mit ganz unterschiedlichen Fähigkeiten zu verstehen, die sich in Freiheit aufeinander zubewegen und sich in ihrer jeweiligen Unvollkommenheit ergänzen können, ohne ihre Eigenständigkeit aufzugeben, führt zu einem Menschenbild, das sich für mich mit den erkennbaren Prinzipien der Natur in wunderbarer Weise verbinden läßt.

Und so ist es mir in den vergangenen Jahren auf der Grundlage dieser Sichtweise des Menschen gelungen, durch gezielte Impulse zur Zusammenführung dieser drei Partner Tausende von Menschen von ihrer Migräne, ihrem Tinnitus, ihrem Rheuma, ihren chronischen Schmerzen unterschiedlichster Art, ihrer Infektanfälligkeit, ihrer Müdigkeit und Lethargie, ihrer inneren Dauerunruhe, ihren chronischen Rückenproblemen, ihren Beziehungsstörungen, ihren Panikattacken, ihrer Unzufriedenheit und Unausgeglichenheit und vielen anderen Störungen zu befreien.

Die Aufgabe des erfolgreichen Arztes von morgen sehe ich darin, dem einzelnen Menschen als Berater des „Unternehmens Mensch" im Sinne einer Dienstleistung über einen begrenzten Zeitraum wie ein Katalysator zur Wiedererlangung von Eigenständigkeit, Souveränität und Gesundheit zur Seite zu stehen. Wenn die oben beschriebenen Zusammenhänge vom Arzt und vom jeweiligen Patienten anerkannt werden, dann ist der

Rest Detailarbeit, deren Umfang vom Umfang der bereits eingetretenen Detailstörungen abhängt. Der Arzt und die betroffene Person sind dann Vitalpartner. Das Patientsein endet dann. Der Arzt hilft dem vorübergehend Unterstützung suchenden Menschen, seine Lebendigkeit, Vitalität und souveräne Lebensführung wieder herzustellen. Das gelingt jedoch nur, wenn der Arzt aus seiner Expertenrolle und der Patient aus seiner Leidens- und Opferrolle heraustritt, wenn beide eine Vitalpartnerschaft eingehen.

Welche herausragende Rolle das Organ Nase, seine Nebenhöhlen und die Sauerstoffaufnahme in dem oben beschriebenen Prozeß für die Gesundheit und das allgemeine Wohlbefinden des Menschen spielen, verrät bereits die Alltagssprache: Wir alle bedienen uns immer wieder bestimmter Redewendungen wie „Ich habe die Nase voll", „Das stinkt mir", „Ich kann diesen Menschen nicht riechen", „Ich muß mir mal frischen Wind um die Nase wehen lassen", und – last but not least – attestiert man besonders erfolgreichen und cleveren Menschen, daß sie „den richtigen Riecher" haben. Die Nase scheint eine zentrale Bedeutung für das Unternehmen Mensch zu haben. Widmen wir uns also zunächst einmal ihrem organischen Aufbau und ihrer Funktion.

**Arzt und Patient – eine Vitalpartnerschaft zur Wiedergewinnung von Eigenständigkeit, Souveränität und Gesundheit.**

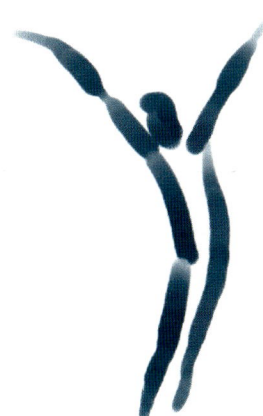

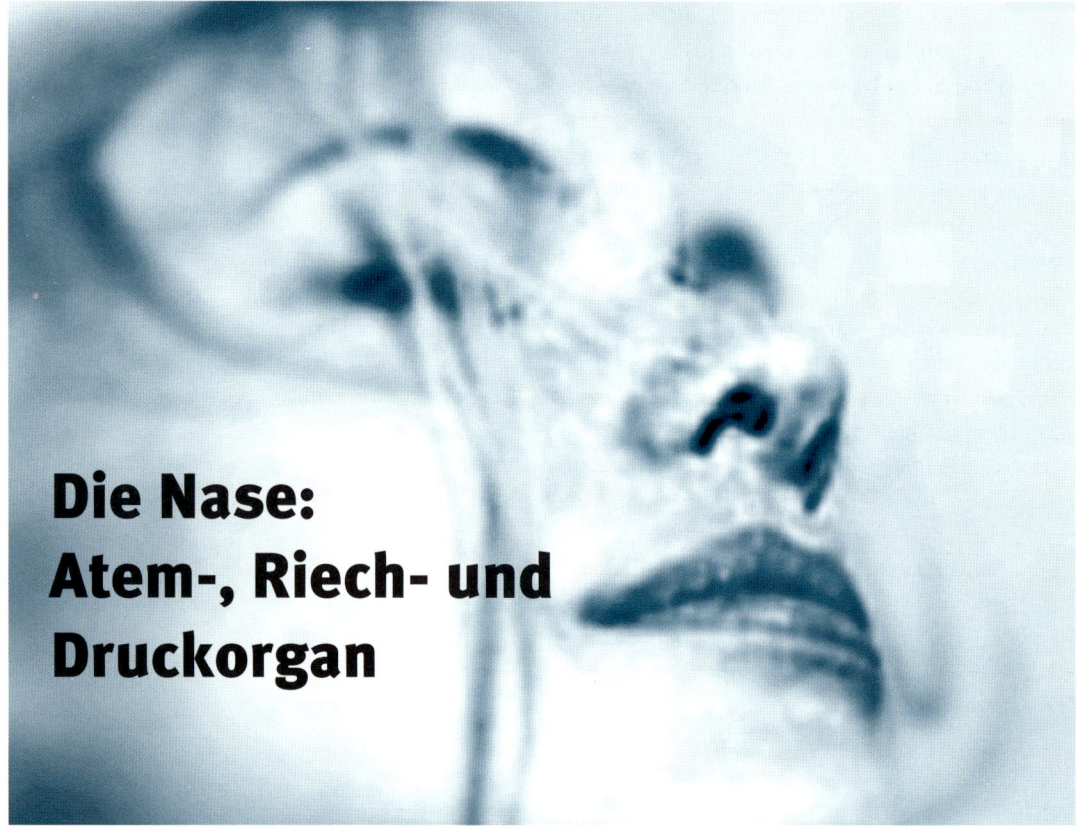

# Die Nase:
# Atem-, Riech- und
# Druckorgan

**D**ie äußere Nase, also jener Teil, der sichtbar aus dem Gesicht herausragt, besteht aus beweglichem Knorpel. Weiter zur Stirn hin ist das Nasengerüst knöchern und unbeweglich. Wenn Sie Ihre beiden kleinen Finger vorsichtig in beide Nasenhaupthöhlen gleichzeitig führen, spüren sie in der Mitte zwischen den Fingern eine weiche Wand. Dies ist die sogenannte Nasenscheidewand. Sie trennt die beiden Höhlen voneinander und bietet so einer großen Schleimhautfläche Platz. Auch sie ist im zur Nasenspitze gerichteten Bereich aus Knorpel und im tiefer innen liegenden Bereich aus Knochen aufgebaut. Ganz tief im Innern, am Übergang zum Rachen vereinigen sich die beiden Nasenhöhlen zu einer Höhle.

Auch diese hintere Nasenhöhle ist mit einer feinen Schleimhaut ausgekleidet. An den seitlichen Wänden der beiden vorderen Höhlen hängen die unteren und die mittleren Nasenmuscheln. Einerseits engen sie den Hohlraum der Nase ein, andererseits optimieren sie durch ihre Bauart die Strömung der Atemluft in der Nase auf dem Weg in die Lunge. Zugleich vergrößern sie dadurch die Oberfläche der Nasenschleimhaut erheblich, was zur Ausübung der Aufgaben dieser Schleimhäute von großer Bedeutung ist. Die Nasenmuscheln bestehen in ihrem Innern aus einem knöchernen Gerüst, das nach außen, also zur Nase hin, von einem dicken Schleimhautpolster umgeben ist. Gelegentlich bilden sich innerhalb des knöchernen Gerüsts einer Nasenmuschel auch kleine, mit Schleimhaut ausgekleidete Hohlräume – sozusagen kleine, zusätzliche Nasenebenhöhlen. Die Nasenschleimhaut ist aus verschiedenen Zellen aufgebaut, die zum Teil aktive Härchen an ihrer Oberfläche tragen, um Sekrete zu transportieren. Außerdem enthält die Nasenschleimhaut sekretbildende Zellen und solche, die zum Immunsystem gehören und der Abwehr dienen. Diese Immunzellen sind für die Gesundheit besonders wichtig, da sie am Eingang des Körpers bereits viele Erreger abfangen können, die dadurch erst gar nicht in die Tiefe des Körpers gelangen.

Wenn Sie einmal vor dem Spiegel in Ihre Nase schauen, dann erkennen Sie am Naseneingang viele feine Haare, die zum Säubern der Atemluft von gröberen Bestandteilen und Schmutzpartikeln beitragen.

Tief in der Nase, etwa auf der Höhe, wo die äußere Nase in die Stirn übergeht, liegen in beiden Nasenhöhlen die sogenannten Riechspalten. Sie beherbergen die feinen Riechzellen, über die Gerüche wahrgenommen und an den Riechnerv weiter vermittelt werden. Wie der Riechvorgang genau funktioniert, wird zur Zeit erneut diskutiert. Nach der klassischen Auffassung der schulmedizinischen Forschung nimmt man an, daß bestimmte Moleküle von Riechstoffen an die Rezeptoren der Riechzellen andocken. Man geht davon aus, daß ein bestimmter Duftstoff wie ein Schlüssel in einen bestimmten Rezeptor auf der Oberfläche der Riechzelle paßt und dieser Schlüssel sozusagen das Schloß öffnen kann. Die erfolgreiche Öffnung in der Riechzelle löst dann chemische Prozesse aus, die den Riechnerven aktivieren, so daß der Riechnerv diese Information an das Gehirn weiterleitet, wo dann der entsprechende Geruchseindruck entsteht und bewußt wird.

Inzwischen wird diese Theorie aber von der Biophotonentheorie aus der modernen Laserforschung immer mehr in Frage gestellt, derzufolge man annimmt, daß die Riecheindrücke über feinste physikalische Teilchen, sog. Biophotonen, vermittelt werden. Biophotonen können ihre Informationen elektromagnetisch speichern und geben sie mit Lichtgeschwindigkeit weiter. Ob im Riechnerv entsprechende Wege vorhanden sind, die die Informationen mit Lichtgeschwindigkeit weiterleiten, muß noch weiter erforscht werden. Vieles spricht jedoch dafür.

Interessant ist, daß die Fähigkeit des Riechens an vielen Vorgängen des Schmeckens beteiligt ist

**Die Nase ist der Vorposten des Immunsystems gegen Erreger.**

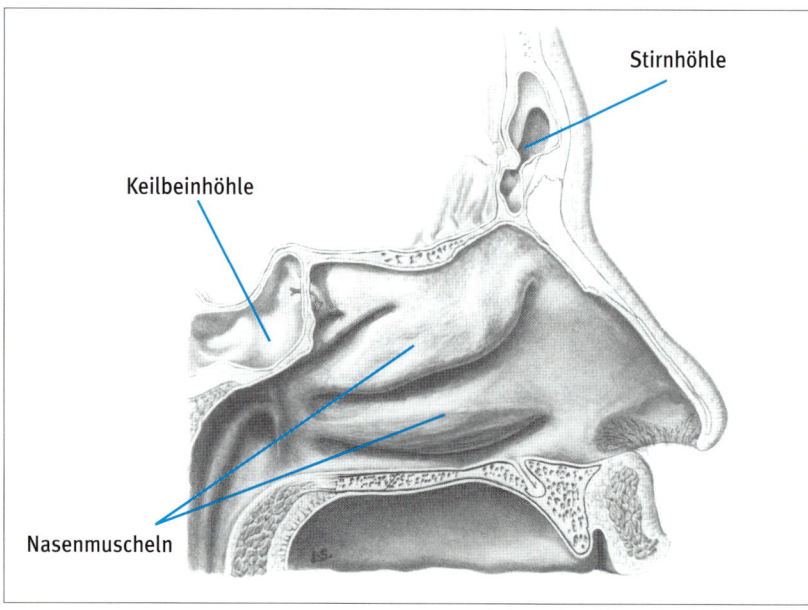

Keilbeinhöhle

Stirnhöhle

Nasenmuscheln

Seitenansicht

Die Nase bildet den Beginn der Atemwege, die sich über den Rachen, den Mundraum, die tiefen Halsregionen über die Bronchien bis in die Lungenspitze fortsetzen. Neben der Nase liegen die sogenannten Nasennebenhöhlen. Diese Höhlen bilden ein kompliziertes Hohlraumsystem und sind mit einer feinen, zarten Schleimhaut ausgekleidet. Bisher gibt es nur einige Vermutungen über die Bedeutung der Nebenhöhlen. Man nimmt an, daß ein Grund für das Vorhandensein der Höhlen darin liegt, daß der Kopf viel zu schwer wäre, wenn das gesamte Höhlensystem aus massivem Knochen bestünde. Außerdem bilden die Höhlen einen Resonanzraum bei der Laut- und Stimmbildung. Ganzheitlich betrachtet bilden die Nebenhöhlenschleimhäute ein Notventil für den Körper, über die er Giftstoffe nach außen filtern kann, wenn die eigentlichen Ausscheidungswege nicht hinreichend arbeiten oder überfordert sind. Nach meinem Verständnis sind die Nebenhöhlen ein ausgefeiltes Druckkontroll- und Drucksteuerungssystem, dessen Bedeutung bisher weder von der klassischen noch von der naturheilkundlichen Medizin hinlänglich erkannt wurde. Meiner Meinung nach hat dieses System auch eine herausragende Bedeutung in der Aufrechterhaltung der gleichwertigen Balance zwischen Körper, Psyche und Geist, indem es einerseits für genügend und andererseits für nicht zu viel Druck sorgt. Augenfällig wird dies am Phänomen der Wetterfühligkeit. Wetteränderungen haben immer etwas mit Druckänderungen zu tun. Es gibt Hochdruck- und Tiefdruckwetter. In verschiedenen Medien

und zwar viel mehr, als die meisten Menschen denken. Wer einen die Nase verstopfenden Schnupfen hat, kann nicht nur nicht riechen, sondern auch nicht mehr oder nur sehr eingeschränkt schmecken. Über die Zunge schmecken wir nur die Geschmacksqualitäten süß, sauer, salzig und bitter. Alle anderen Geschmackseindrücke sind in Wirklichkeit Riecheindrücke, die entsprechend von der Nase und nicht von der Zunge wahrgenommen werden. Das Erlesene, das wir an besonderen Speisen genießen, wird uns durch Aromastoffe vermittelt, die sich ständig aus den Speisen lösen und so über die Luft zu den Riechzellen gelangen. Nur wer eine freie Nase und funktionierende Riechzellen hat, kann diese Stoffe wahrnehmen.

## Die Nebenhöhlen – das Balanceorgan für Körper, Geist und Psyche.

wird heute bereits auf die Biowetterlage und ihre Auswirkungen auf die Befindlichkeit (Kopfschmerzen, Konzentrationsstörungen etc.) oder für bestimmte Beschwerdegruppen wie Asthmatiker oder Herzkranke hingewiesen. Viele Menschen wären nach meinem Verständnis weitestgehend beschwerdefrei und nicht mehr wetterfühlig, wenn das Druckregulationssystem Nebenhöhlen richtig funktionieren und die Eigenregulation des Körpers die Anpassung an die unterschiedlichen Drucklagen des Wetters wieder übernehmen könnte. Hier sind noch spannende Erkenntnisse zu erwarten, wenn die Erforschung der Nase und ihrer Nebenhöhlen unter diesen Fragestellungen intensiver fortschreitet.

Weil die Druckregulation nicht in Ordnung ist, können die Menschen sich nicht an die Änderungen des Wetters mit seinen Luftdruckänderungen anpassen. Deshalb werden sie müde, depressiv, aggressiv oder kurzatmig. Die Mitarbeiter aller Kliniken wissen, wie viele Menschen unterschiedlicher Beschwerdegruppen die Krankenhäuser bei bestimmten Wetterlagen aufsuchen. Es wäre deshalb an der Zeit, die Zusammenhänge zwischen der Funktion der Nasennebenhöhlen und dem Wetter zu erforschen und darüber zu einem neuen, erweiterten Verständnis vieler Beschwerden zu gelangen. So halte ich es zum Beispiel für durchaus möglich, daß sich in der Nebenhöhlenschleimhaut Druckzellen mit Druckrezeptoren finden ließen, wenn man gezielt danach forschen würde.

Die Schleimhäute der Nasennebenhöhlen können Luft resorbieren, in sich aufnehmen und

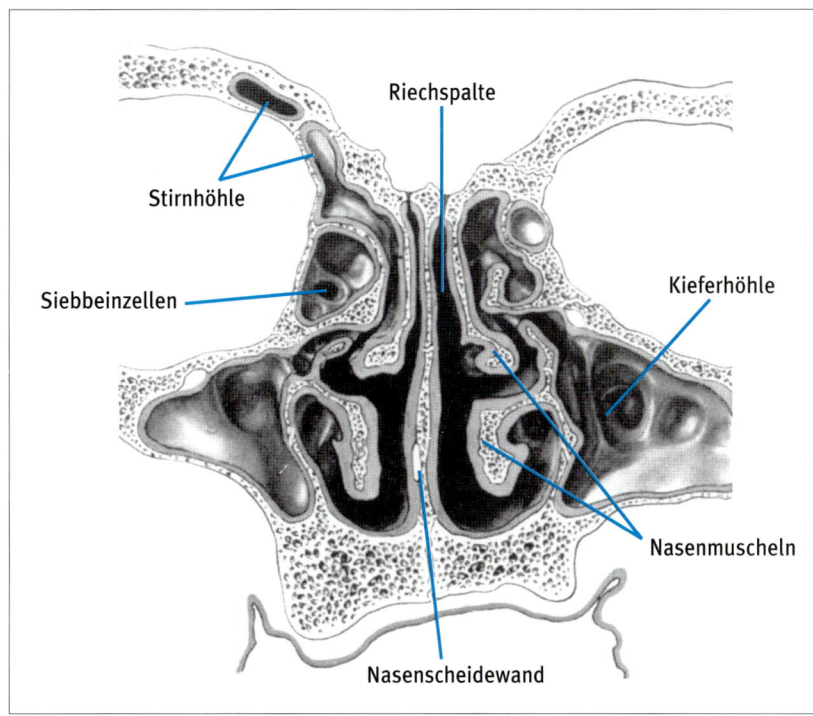

Frontalansicht

verwerten. Das bedeutet, daß im Laufe der Zeit der Luftgehalt in den Höhlen abnimmt, wenn nicht neue Luft von der Nase aus in die Höhlen gelangt. Und genau hier liegt das Problem. Wenn die Zugänge zu den Höhlen durch Schleimhautschwellungen oder durch anatomische Veränderungen zu eng oder gar verschlossen sind, dann wird die Luft in den Höhlen resorbiert, ohne daß von außen neue Luft in die Höhlen gelangen kann. Dadurch entsteht ein Unterdruck in den Höhlen. Dieser Unterdruck kann sich schleichend bilden, so daß man ihn nicht wahrnimmt oder sich schnell daran gewöhnt, wenn man ihm

**Wer unter Druck steht, kann sich nicht frei entfalten.**

längere Zeit ausgesetzt ist. Zum Vergleich: Wenn Sie sich längere Zeit in einem Raum mit schlechter Belüftung befinden, dann nehmen Sie die abgestandene Luft in diesem Raum nach einiger Zeit nicht mehr wahr. Sie werden irgendwann müde oder bemerken Konzentrationsschwächen. Erst wenn jemand den Raum betritt und durch die geöffnete Tür frische Luft eindringt, fällt ihnen die schlechte Raumluft auf, und Sie öffnen die Fenster. Wie sich das Befinden der Menschen ändert, wenn sich die Druckverhältnisse in den Nebenhöhlen und damit die Druckverhältnisse im ganzen Menschen einschließlich seines Fühlens und Denkens bessern, wenn also „frische Luft hineinkommt", werden Sie anhand der Fallbeispiele in diesem Buch nachvollziehen können.

Am bekanntesten von allen Höhlen dürften die neben der Nasenhöhle und unterhalb der Augen im Oberkiefer liegenden Kieferhöhlen und die über den Augen in der Stirn liegenden Stirnhöhlen sein. Bei einigen Menschen sind die Stirnhöhlen überhaupt nicht oder nur ganz klein angelegt, was nicht unbedingt von Bedeutung sein muß, aber sein kann. Diese zu kleinen Höhlen haben nämlich nicht selten auch zu kleine Eingänge, was nach meinen Erfahrungen im Sinne der oben genannten Druckphänomene wiederum von besonderer Bedeutung für das Gesamtbefinden, die Gesamtvitalität und die

Gesundheit sein kann. Darüber hinaus gibt es aber noch die von der Funktionsseite her betrachtet viel wichtigeren Siebbeinzellen, die beiderseits unterhalb des Stirnansatzes an den mittleren Wänden der Augen liegen. Die Siebbeinzellen sind in unterschiedlicher Anzahl bei jedem Menschen vorhanden und haben deshalb eine besondere Bedeutung, weil sie an einer entscheidenden Stelle der Nase liegen, nämlich dort, wo alle Nebenhöhlen mit ihren Ausführungsgängen Kontakt mit der Nase aufnehmen. Denn alle Nebenhöhlen sind mit der Nase über feine Öffnungen verbunden. Hier haben die Siebbeinzellen ihre besondere Bedeutung, weil ihre Unterbelüftung zu einer manchmal nur leichten Schleimhautschwellung in den Siebbeinzellen selbst und vor den Siebbeinzellen führen kann, die wiederum Belüftungsstörungen der anderen Höhlen nach sich ziehen und so die Gesamtdruckbildung in allen Höhlen negativ beeinflussen kann. Weitere Höhlen sind die weniger bekannten Keilbeinhöhlen, die sich hinter den Augen bis tief ins Schädelinnere ausdehnen. Ihnen kommt besonders bei organisch nicht begründbaren Sehstörungen und nach meiner Erfahrung bei vielen psychischen Störungen eine besondere Bedeutung zu.

Über den Augen breiten sich die Stirnhöhlen aus, deren gestörte Druckverhältnisse zu der allseits bekannten „Engstirnigkeit" führen können.

# Sauerstoff – das Vitalelixier

## Sauerstoff – Powerstoff für aktiven Stoffwechsel

Die wichtigste Aufgabe der Nase liegt darin, die Aufnahme von genügend Sauerstoff zu ermöglichen. Da Sauerstoff der wichtigste Lebensstoff, sozusagen *der* Powerstoff ist, kommt einer intakten Nasenfunktion eine überdurchschnittliche Bedeutung für das optimale Funktionieren aller Stoffwechselvorgänge und des gesamten menschlichen Organismus zu. Für alle Verbrennungsprozesse zur Nutzung der aufgenommenen Nahrung braucht der Körper Sauerstoff.

Grundsätzlich gibt es zwei Möglichkeiten des chemischen Abbaus von Nahrung: einerseits unter sauerstoffreichen Bedingungen, andererseits unter sauerstoffarmen oder sauerstoffreien Bedingungen. Den letzteren Vorgang bezeichnet man auch als Gärung, ein Vorgang, den man sich zum Beispiel in der Landwirtschaft in der Silobewirtschaftung zunutze macht. In einem Silo finden unter Ausschluß von Sauerstoff Gärungsprozesse statt, die man an ihrer besonderen Geruchsbildung erkennen kann. Bekannt ist auch die alkoholische Gärung zum Beispiel aus der Weinherstellung. Auch im menschlichen Körper können Gärungsprozesse ablaufen. Im Normalfall ist der Stoffwechsel im Menschen jedoch auf die Verbrennung der Nahrung und der Abbauprodukte *mit* Sauerstoff eingerichtet. Der Körper braucht also eine optimale Sauerstoffversorgung, damit alle Stoffwechselvorgänge unter sauerstoffreichen Bedingungen ablaufen können. Ist dies nicht der Fall, beginnen Gärungsprozesse mit der Bildung von Alkoholen als Stoffwechselprodukt.

Wird der Darm beispielsweise nicht optimal mit Sauerstoff versorgt, dann entstehen im Darm Gärungsprozesse die zu Gas- und Alkoholbildung führen. Wird der Gasdruck zu stark, dann entweichen die bekannten Blähungen, die bei ausgedehnten Gärungsprozessen entsprechend übelriechend sein können. Der Darm ist über den Blutkreislauf eng mit der Leber verbunden, so daß die im Darm gebildeten Alkohole der Leber zum Abbau weitergereicht werden. Bestehen diese Gärungsprozesse ständig, dann kann es zu einer dauernden Überforderung der Leber, ja zur Vergiftung der Leber kommen, so daß die Leberfunktion eingeschränkt wird. Dies kann in der Tat so weit führen, daß Menschen, die nie Alkohol getrunken haben, eine alkoholbedingte Leberzirrhose entwickeln. Die eigentli-

**Der menschliche Körper ist eine Verbrennungsmaschine – sein Treibstoff ist Sauerstoff.**

**Sauerstoff –
der wirksamste
Schutz vor Sand im
Getriebe.**

che Aufgabe der Leber besteht aber darin, Stoffwechselabbauprodukte chemisch so umzugestalten, daß sie ausgeschieden werden können. Gelingt dieser Umbauprozeß nicht, dann können diese Produkte nicht ausgeschieden werden und verbleiben im Körper. Sie werden dann in den verschiedensten Geweben abgelagert. Hier führen sie ihrerseits, wenn bestimmte Mengen überschritten sind, zu Funktionseinbußen. Diesen Vorgang der Ablagerung bezeichnet man als Verschlackung. Da viele dieser abgelagerten Produkte chemisch sauer reagieren, kommt es im Laufe der Zeit zur Übersäuerung des gesamten Körpers. Diese Schlackenablagerungen wirken also wie Sand im Getriebe einer Maschine: Das Getriebe läuft zwar noch, wenn man es mit erhöhtem Kraftaufwand antreibt, aber es läuft eben nicht mehr reibungslos, sondern mit einem zunehmend eingeschränkten Wirkungsgrad.

Die Schlacken zehren also an der Gesamtvitalität des Körpers, machen das Leben immer mühsamer, mit allen einschränkenden Auswirkungen auf die Psyche und das Denken. Für Menschen, die gegen den Sand in ihrem Getriebe arbeiten müssen, bleibt kaum noch Kraft für die schönen und angenehmen Seiten des Lebens. Diese Menschen gleiten von einem Zustand vitalen Lebens über kurz oder lang in einen Zustand des reinen *Über*lebens. Denn wer zu lange den Bedingungen eines solch kräfteraubenden Prozesses unterliegt, wird das Leben irgendwann nur noch als schwere Last empfinden, was seine gesamte Wahrnehmung und damit sein ganzes Fühlen und Denken entsprechend ändert. Man

könnte diesen Prozeß den Übergang von der körperlichen Übersäuerung auf die psychische und geistige Übersäuerung nennen. Eine eindimensionale „Entsäuerungsbehandlung" allein auf körperlicher, psychischer oder geistiger Ebene wird also kaum erfolgreich verlaufen.

Es können ganze Ketten von Fehlsteuerungen ausgelöst werden, wenn der Sauerstoff nicht in ausreichender Menge für den sauberen Ablauf aller Stoffwechselvorgänge zur Verfügung gestellt wird. Da Sauerstoffdefizite derartig komplexe Störungen und Erkrankungen auslösen können, besteht die wirksamste Prophylaxe in einer frühzeitigen Sicherstellung der Versorgung des Körpers mit der wichtigsten körperlichen Kraftquelle.

Wenn ein Mensch über ausreichend Sauerstoff verfügt, dann können alle Funktionsbereiche in seinem Körper, seinem Fühlen und seinem Denken optimal arbeiten. Viele Menschen bemerken eine eingeschränkte Funktion der Nase, meinen aber, damit leben zu können. Und die Tatsache, daß sie leben, beweist ja auch, das diese Annahme stimmt. Bei genauer Betrachtung zeigt sich jedoch, daß diese Menschen überdurchschnittlich schnell an ihre Leistungsgrenze geraten, was sie natürlich meist nicht auf die eingeschränkte Funktion ihrer Nase zurückführen, sondern in Unkenntnis der wirklichen Zusammenhänge auf ihr Alter, auf das Wetter, auf den sogenannten Streß oder auf alle möglichen anderen Gründe. An diesem Beispiel zeigt sich der Unterschied zwischen überleben und vital leben. Wer vital leben und nicht so schnell an seine Leistungsgrenze geraten will, braucht nicht nur eine genügende, sondern eine optimale Sauerstoffversorgung und damit eine optimale Nasenfunktion. Die meisten Menschen mit einer eingeschränkten Nasenfunktion und einer damit einhergehenden eingeschränkten Sauerstoffversorgung spüren dieses Defizit gar nicht, da sie oft von klein auf mit einer gestörten Nasenfunktion leben.

Menschen, die überdurchschnittliche Belastungen und Leistungen zu bewältigen haben, sind besonders auf eine optimale Sauerstoffversorgung angewiesen. Von professionellen Schachspielern und Tauchern ist bekannt, daß sie vor Wettbewerben intensivste Atemübungen und Aktivierungen ihrer Nasenfunktion durchführen und ihren Körper mit Sauerstoff bis auf das Äußerste anreichern, damit sie ihre Höchstleistungen erbringen können.

Mittlerweile werden in der Medizin auch immer häufiger Sauerstoffdruckkammern bei der Behandlung von Patienten eingesetzt. Man hat beispielsweise erkannt, daß bestimmte Störungen wie schmerzauslösende Durchblutungsstörungen in den Beinen bei entsprechender Sauerstoffzufuhr den betroffenen Menschen wieder das Zurücklegen längerer Wegstrecken ermöglichen kann. Genauso ist bekannt, daß bei Infektionen mit bestimmten Erregern, die sich nur in sauerstoffarmen Geweben ausbreiten können, die Heilungsquote erheblich ansteigt, wenn man die betroffenen Menschen unter erhöhten äußeren Druckbedingungen sauerstoffangereicherte Luft einatmen läßt. Verschiedene Erkrankungen lassen sich also in ihrem Heilver-

lauf günstig beeinflussen, wenn man mit Überdruck Sauerstoff über die Atemwege in den Körper der betroffenen Menschen preßt – Sauerstoff als Heilstoff.

Herz- und lungenkranke Menschen, die kurzatmig sind und schnell blaue Lippen als Ausdruck von Sauerstoffmangel bekommen, werden ebenfalls mit der Gabe zusätzlichen Sauerstoffs behandelt. Das medizinische Meßkriterium ist die sogenannte Sauerstoffsättigung des Blutes. Wird ein bestimmter Wert unterschritten, erhält der Betroffene sauerstoffangereicherte Luft über einen Schlauch, der in die Nase gehalten wird, oder er wird über eine Maske beatmet, wenn die Eigenaktivität der Atmung nicht mehr ausreicht. In der Naturheilkunde wird Sauerstoff ebenfalls seit langer Zeit in den verschiedensten Formen zur Unterstützung der Revitalisierung von erkrankten Menschen eingesetzt, und zwar bereits dann, wenn die Sauerstoffsättigung des Blutes noch der schulmedizinischen Norm entspricht. Sauerstoff wird hier also nicht nur zum Überleben, sondern auch zur Verbesserung der Lebensqualität verabreicht. So wird zum Beispiel in der Sauerstoffmehrschritttherapie nach Prof. Ardenne das Blut durch die Einatmung einer sauerstoffangereicherten Atemluft mit mehr Sauerstoff bedient, um die Gesamtvitalität dieser Menschen oder die Funktion einzelner Organe, zum Beispiel die Gehirnfunktion, zu verbessern.

Wenn man aber mit Sauerstoff den Heilungsprozeß eines erkrankten Menschen unterstützen kann, was liegt dann näher, als präventiv, also vorbeugend, eine möglichst optimale Sauer-

**Sauerstoff – das Leichtlauföl für ein gelassenes Leben auf der Überholspur.**

stoffversorgung herzustellen. Und dies läßt sich meiner Erfahrung nach zuvorderst über eine optimale Nasenfunktion bewerkstelligen, so daß *bei jedem* Atemzug möglichst viel Sauerstoff in den Körper gelangt und nicht nur während einer gezielten Behandlung.

**Mit Sauerstoff zur Leichtigkeit des Seins.**

Man kann diese Zusammenhänge auch mit einem Beispiel aus der Wirtschaft verdeutlichen: Ein guter Unternehmensberater berät ein Unternehmen frühzeitig, also vorbeugend, um eine optimale Nutzung brachliegender, ungenutzter Potentiale, eine optimale Betriebswirtschaftlichkeit, eine hohe Zahlungsfähigkeit und damit eine geringe Störanfälligkeit zu erreichen. Vorausgesetzt, daß das Unternehmen einen Optimierungsbedarf anerkennt. Der Unternehmensberater rät also zum präventiven, weitsichtigen Handeln und sucht deshalb frühzeitig gemeinsam mit dem Unternehmen partnerschaftlich nach den besten Möglichkeiten. Ein Unternehmen, dem es an solcher Weitsicht mangelt, läuft Gefahr, früher oder später in den Konkurs zu rutschen. Dann hilft nur noch der Konkursverwalter, der zu retten versucht, was noch zu retten ist.

## Sauerstoff – Powerstoff für Herz und Lunge

Die Geschichte der Medizin hatte zur Folge, daß der Themenbereich Sauerstoffversorgung des Organismus verständlicherweise vor allem in den Zuständigkeitsbereich der Fachärzte für innere Medizin, Kardiologie und Lungenheilkunde fiel und nicht in den der HNO-Ärzte. Es waren also die vorgenannten Ärztegruppen, die die Kriterien für die Beurteilung einer ausreichenden oder mangelhaften Sauerstoffversorgung festlegten und nicht die HNO-Ärzte. So wurden und werden nach meinen persönlichen Erfahrungen fälschlicherweise bis heute Sauerstoffdefizite nahezu ausschließlich auf eine gestörte Lungen- oder Herzfunktion zurückgeführt. Daß eine Sauerstoffunterversorgung häufig allein auf eine Funktionsstörung der Nase zurückzuführen ist, wurde bisher weder von den Vertretern der inneren, der Herz- oder Lungenmedizin noch von einer nennenswerten Anzahl meiner HNO-Kollegen erkannt oder gar berücksichtigt. Daran etwas zu ändern ist jedoch nicht nur der Berufsstand der HNO-Ärzte, sondern auch der einzelne, mündige Patient aufgerufen. Auch deshalb wende ich mich auf diesem Weg an die Öffentlichkeit. Die Verantwortung für die Gesundheit und das Wohlbefinden des einzelnen Menschen ist nicht delegierbar. Jeder Betroffene muß zu einem gut Teil auch selbst dafür sorgen. Nicht nur die Experten, sondern auch die betroffenen Patienten sollten deshalb grundlegende Zusammenhänge kennen.

Viele Störungen wie Engegefühle im Brustbereich, unklare Atembeklemmungen, Panikattacken durch Atemstörungen, im EKG nicht erkennbare Herzdruckbeschwerden, viele Formen von therapeutisch nicht beherrschbaren und deshalb fälschlicherweise auf psychische Probleme zurückgeführte Herzrhythmusstörungen sind mit den klassisch internistischen Behandlungsweisen nicht in den Griff zu bekommen, weil die eigentlichen Ursachen nicht erkannt wurden. Bei einem Menschen, der in seiner Gesamtvitalität durch Sauerstoffdefizite und eine gestörte Druckregulation in seinen Nebenhöhlen mit allen Folgen im Stoffwechsel und in seiner Psyche beeinträchtigt ist und nicht mehr entspannt und tief durchatmen kann, werden das Herz und die Lunge ständig vermehrt arbeiten müssen, um die Defizite möglichst auszugleichen, zu kompensieren. Wenn der Betroffene aber an die Kompensationsgrenze gelangt, dann kommt es durch die ständige Überforderung dieser Organe zu Störungen, die in entsprechende Organschäden übergehen. Solange noch keine gravierenden Organschäden eingetreten sind,

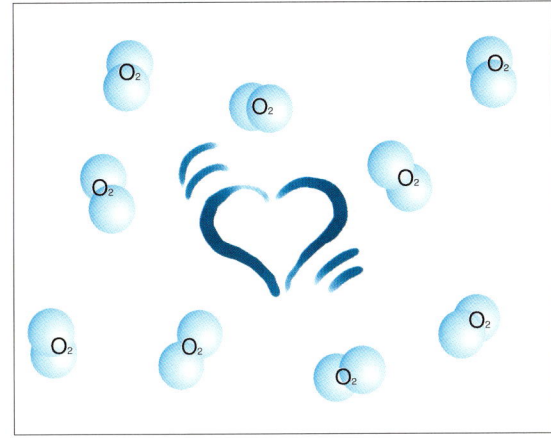

solange es sich also „nur" um funktionelle Beschwerden handelt, kann man therapeutisch erfolgreich eingreifen, wenn man an den Ursachen des Vitalitätsverlustes – zum Beispiel in der Nase – ansetzt und dadurch die überforderten Organe entlastet. Dann kommt es automatisch zum Erliegen von Symptomen wie Herzdruck, Kurzatmigkeit und Herzrasen. Ich habe im Verlauf der vergangenen zehn Jahre mit mittlerweile Tausenden von Patienten die Erfahrung gemacht, daß eine Vielzahl dieser Störungen ursächlich auf eine Sauerstoffunterversorgung und auf Druckstörungen zurückzuführen sind, die in den therapeutischen Bereich des ganzheitlich ausgerichteten HNO-Arztes gehören. Einige Fallbeispiele werden dies eindrucksvoll belegen.

## Sauerstoff – Powerstoff für Körper, Geist und Psyche

Die durch ein Sauerstoffdefizit bedingte Darmfunktionsstörung und die Auswirkungen auf die Leberfunktion sowie die Kette von Verschlackungsprozessen, die dadurch ausgelöst wird, wurde weiter oben bereits beschrieben.

Im Prinzip wirken sich solche Ketten in ähnlicher Weise auf alle Organe und alle Funktionskreise des Menschen aus.

Eine typische Verkettung von unterschiedlichen Wirkungsmechanismen kann beispielswei-

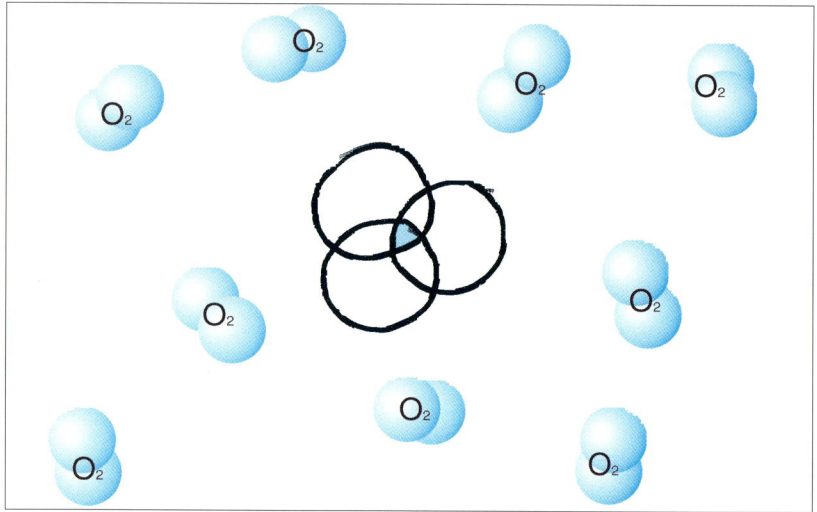

führt die Schleimhautschwellung zu einer Verengung der Nasennebenhöhleneingänge, was wiederum durch die eingeschränkte Belüftung zu Fehldruckbildungen führen und die Entwicklung der Nebenhöhlen in dieser wichtigen Wachstumsphase erheblich beeinträchtigen kann. Über die Fehlentwicklung der Nasennebenhöhlen kann sich dann eine Fehlentwicklung des gesamten Kiefersystems ergeben, an deren Ende dann Fehlstellungen der Zähne, Kiefergelenksstörungen und die Notwendigkeit zu kieferorthopädischen Maßnahmen stehen. Über die Kette der Verschlackung und der Übersäuerung des Körpers unter dem Sauerstoffdefizit kommt es dann häufig zu vermehrter Kariesbildung oder Parodontose und entsprechenden Zahndefekten. Greifen diese Zahndefekte auf den Kieferknochen über, kommt es zu Entzündungsprozessen in diesen Knochenabschnitten, die wiederum eine erhebliche Einschränkung der Eigenregulation des Körpers auslösen können.

Infektanfällige oder in ihrer Nasenatmung behinderte Kinder entwickeln erfahrungsgemäß eine Vorliebe für weiche, süße Speisen, weil ihnen das Essen fester Speisen durch die verlegte Nasenatmung und die oftmals auch vergrößerten Mandeln einfach zu anstrengend ist. In frühester Kindheit können sich also Ernährungsgewohnheiten und Vorlieben für Speisen entwickeln, die der Gesundheit nicht gerade förderlich sind und sich häufig bis ins hohe Alter fortsetzen. Der mit diesen Ernährungsgewohnheiten einhergehende Mangel an Vitaminen und das Fehlen fester, die Darmtätigkeit anregender Bal-

se zu Zahn- und Kieferproblemen führen. Bereits im Säuglingsalter werden viele Prozesse eingeleitet, die zum Teil erst später erkennbar werden. Wenn beispielsweise die Mutter während der Schwangerschaft durch eine Schwermetallanreicherung belastet ist (z.B. durch Amalgam), so kann dies zu Funktionsstörungen des kindlichen Immunsystems führen und kombiniert mit anderen, uns bis heute nicht unbedingt erkennbaren Prozessen zu deutlichen Immunproblemen führen. So können sich zum Beispiel die Rachenpolypen übermäßig stark entwickeln, die Nasenatmung behindern und so zu einer gestörten Sauerstoffaufnahme des Kindes führen. Begleitende Infekte, die nicht vollständig ausheilen, haben häufig eine dauerhafte leichte Anschwellung der Nasenschleimhaut zur Folge, was die Sauerstoffaufnahme weiter beeinträchtigt. Gleichzeitig laststoffe führen zu entsprechenden weiteren Störungen und Defiziten. Fehlentwicklungen der Zähne, des Kiefers und der Kiefergelenksfunktion können sich nach neuesten Erkenntnissen negativ auf die Entwicklung des gesamten Wirbelsäulenapparates auswirken, was wiederum zu Fehlhaltungen und einseitigen Wirbelbelastungen führen kann. In späteren Jahren sind die Folgen vorzeitige Verschleißerscheinungen, die vermehrte Neigung zu Bandscheibenvorfällen und viele Arten von Verspannungen der Nacken- und Rückenmuskulatur.

Alle diese Auswirkungen führen zu einer Beeinträchtigung der Gesamtvitalität, die wiederum eine überdurchschnittliche Anfälligkeit für Magenreizungen zur Folge haben kann. Denn wer in seiner Vitalität massiv eingeschränkt ist, muß viele Unannehmlichkeiten „schlucken", was auf Dauer psychosomatisch bedingte Magenreizungen verursachen kann. Jeder Mensch sucht und braucht Anerkennung und Bestätigung. Und gerade die in ihrer Vitalität beeinträchtigten Erwachsenen und Kinder, die wegen ihrer eingeschränkten Lei-

stungskraft selten die angestrebte Bestätigung erfahren, bemühen sich besonders darum, beliebt zu sein. Der psychische Druck sucht sich schließlich sein Ventil in einem Magenleiden, andere entwickeln sich, wenn sie die Belastungen nicht mehr ertragen können, nicht selten zu Cholerikern, um sich auf diesem Weg ein Notventil zu verschaffen. Die meisten Choleriker und streitsüchtigen, unsensibel erscheinenden Menschen sind nach meiner Erfahrung in ihrer Vitalität erheblich eingeschränkt und in der Tiefe ihrer Persönlichkeit hochsensible Menschen, auch wenn sie nach außen einen anderen Eindruck vermitteln.

Magenfunktionsstörungen wiederum wirken sich nach meinen Erkenntnissen negativ auf die Schleimhautfunktion der Nase aus. Chronisch magengestörte Menschen entwickeln meistens trockene Schleimhäute und die Bildung zäher Nasensekrete und Krusten. All diese Zusammenhänge mögen reichen, um die Auswirkungen von Sauerstoffdefiziten auf die Gesamtentwicklung, die Befindlichkeit und die Persönlichkeit eines Menschen aufzuzeigen.

**Sauerstoffmangel kann vielschichtige Kettenreaktionen zur Folge haben.**

# Die Nebenhöhlen – Druckregler für Körper, Geist und Psyche

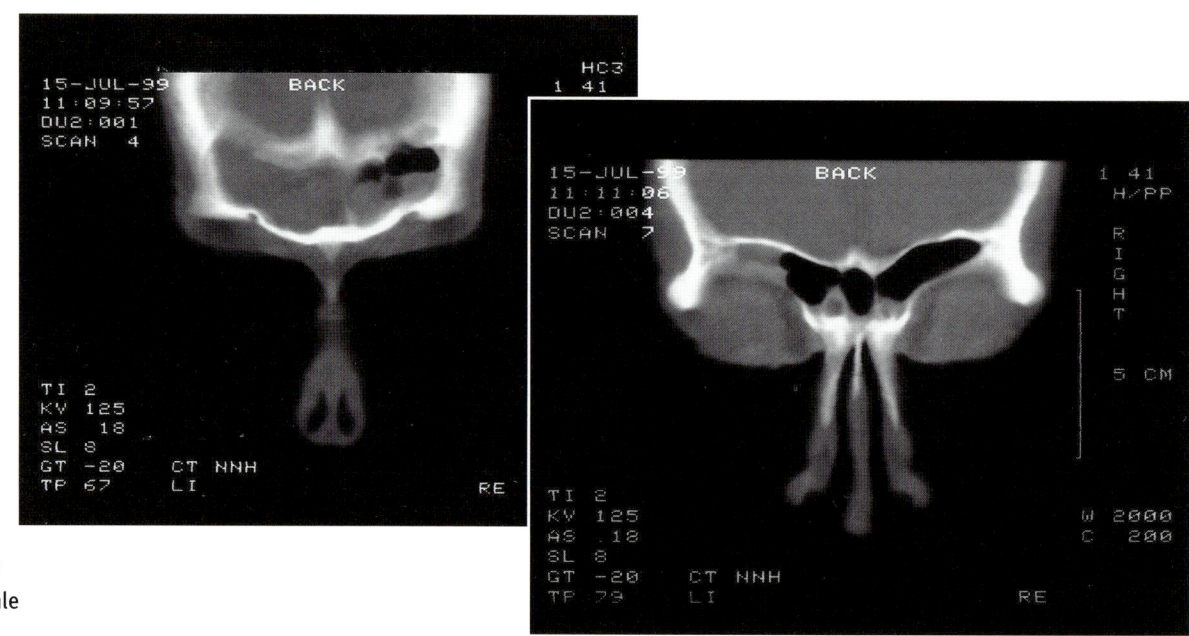

Links: Entzündlich belastete Stirnhöhle mit Restbelüftung.

Rechts: Frei belüftete Stirnhöhle.

Ich habe bereits darauf hingewiesen, daß eine Sauerstoffmangelversorgung des Körpers aufgrund einer Fehlfunktion der Nase zu Störungen der Stoffwechselvorgänge der verschiedensten Organsysteme führen kann, was wiederum in einen zunehmenden Verlust an Vitalität mündet. Dieser Vitalitätsverlust hat wiederum häufig psychische Probleme zur Folge, deren eigentliche Ursachen jedoch selten erkannt werden. Statt bei einem ganzheitlich orientierten HNO-Arzt wird der Betroffene häufig bei einem Psychotherapeuten Hilfe suchen – in der Regel jedoch ohne spürbaren Erfolg. Für psychische Störungen ebenso wie für die oben genannten Probleme wie Atembeklemmungen kann ursächlich auch ein Phänomen verantwortlich sein, das die Nasennebenhöhlen betrifft: das Phänomen Druck. Das Phänomen Druck mit all seinen

Auswirkungen auf das Gesamtbefinden eines Menschen ist in der Medizin bisher, wie oben bereits angedeutet, nur unzureichend oder gar nicht berücksichtigt worden. Das gilt sowohl für die Schulmedizin als auch für die Naturheilkunde. Dem Phänomen Druck, allerdings jenem Druck, der maßgeblich von außen auf den Menschen einwirkt, widmet sich am ehesten noch die Psychologie unter dem Gesichtspunkt des Streßphänomens z.B. bei Überbelastung. Besonders gravierend wirken sich aber auch falsche Druckverhältnisse *im* Menschen aus. Ein Aspekt, dem noch viel Aufmerksamkeit in der Forschung gewidmet werden sollte, weil er nach meinen Erkenntnissen viele Störungen mit hervorruft. Falsche Druckverhältnisse in den Nasennebenhöhlen, die dort von den Betroffenen oft unbemerkt ihr Unwesen treiben, können zu Konzentrations- und Merkstörungen, Motivations- und Stimmungsstörungen bis hin zu Depressionen führen. Stimmungsschwankungen und Motivationsstörungen können Vorläufer von Depressionen sein, wenn man ihnen nicht frühzeitig erfolgreich begegnet. Konzentrations- und Merkstörungen können ebenfalls über damit oft verbundene Frustrationen und den Verlust der Sicherheit in die eigene Leistungsfähigkeit sowie wegen der gemeinsamen Grundlage der falschen Drücke und des Sauerstoffdefizits längerfristig zu Depressionen führen.

Wohl jeder kennt das Gefühl, das sprichwörtliche „Brett vor dem Kopf" zu haben. Dieses Gefühl kann oft auf falsche Druckverhältnisse in den Nebenhöhlen zurückzuführen sein. Das gleiche gilt für die große Bandbreite von Motivationsstörungen über Stimmungsschwankungen bis zu depressiven Verstimmungen. Die thematische Nähe läßt sich auch anhand der Sprache bildlich nachvollziehen: „Depression" bedeutet übersetzt nichts anderes als „Niederdrückung". Menschen mit Niederdruck in den Nebenhöhlen stehen im wahrsten Sinne des Wortes unter Druck, werden irgendwann „niedergedrückt". Viele Menschen mit Konzentrationsstörungen oder Stimmungsproblemen beschreiben ihre Befindlichkeit damit, daß sie sagen: „Ich fühle eine eigenartige Leere in meinem Kopf." Diese Menschen geben ihre Empfindung recht exakt wieder, da ihre Nebenhöhlen durch die fehlende Belüftung tatsächlich leer sind. Im Laufe der letzten Jahre konnte ich deshalb viele hundert Menschen in Sekunden durch eine Normalisierung der Druckverhältnisse in den Nebenhöhlen aus ihrer depressiven Verstimmung oder einer mehr oder weniger ausgeprägten Depression heraushelfen.

Es muß an dieser Stelle natürlich deutlich darauf hingewiesen werden, daß es viele Formen von Depressionen gibt, die ursächlich nicht auf mangelhafte Druckverhältnisse der Nebenhöhlen zurückzuführen sind, mithin auch nicht über eine entsprechende HNO-Behandlung zu beheben sind. In diesen Fällen kann eine solche Behandlung bestenfalls begleitend hilfreich sein. Doch ebenso nachvollziehbar sollte sein, daß einem körperlich deutlich unter Druck stehenden Menschen, der infolgedessen in eine psychische Dauerstörung geraten ist, durch eine ausschließlich psychologisch ausgerichtete Behandlung niemals geholfen werden kann und daß ein solcher Mensch auch nach nur einer Behandlung nicht völlig wird genesen können.

Die Schwierigkeiten für eine angemessene Beurteilung, welchen Stellenwert falsche Druckverhältnisse in den Nebenhöhlen für den Menschen tatsächlich haben, liegen zum einen darin, daß sich weder Psychotherapeuten noch Ärzte der Möglichkeit falscher körperlicher Druckverhältnisse in den Nebenhöhlen bewußt sind und sie deshalb als mögliche Ursache für psychische Folgeerkrankungen in ihrer Diagnostik und Therapie gar nicht erst in Erwägung ziehen. Zum anderen spüren viele psychisch gestörte Menschen zwar intuitiv, daß sie ursächlich unter einer körperlich „bedrückenden" inneren Daueranspannung stehen, aus der sie nicht herauszukommen wissen, aber in den seltensten Fällen können sie die falschen Druckverhältnisse in ihren Nasennebenhöhlen als Ursache dafür noch lokalisieren, da diese sich oft schleichend und fast unbemerkt entwickeln. Und diejenigen, die gegenüber ihren Therapeuten tatsächlich in der Lage sind, ihren intuitiv empfundenen Zusammenhang zu beschreiben, finden kein Gehör, weil Röntgenbilder und andere bildgebende Verfahren Druckverhältnisse nicht darstellen können, weshalb diese Druckempfindungen – was liegt näher – psychisch erklärt werden. Womit sich die Katze in den Schwanz beißt.

Wer lange Zeit unter derartigem Druck steht und trotz psychologischer Hilfe keine Heilung erfährt, dessen Denken wird sich im Laufe der Zeit verändern. Die Freude am Leben reduziert sich, die Spontaneität und die Offenheit für Neues erlahmt, die Hoffnung auf Besserung schwindet. Das heißt, die anfänglich eher körperlich bedingte Bedrückung verselbständigt sich zunehmend im psychischen und geistigen Bereich und beginnt sich in der gesamten Persönlichkeit unter Verlust jeglicher Vitalität zu etablieren. Darüber hinaus zeitigt nicht selten die dauernd überhöhte innere Anspannung und die damit einhergehende Muskelanspannung des gesamten Körpers bei vielen Menschen chronische Kiefer-, Nacken- und Rückenprobleme, die sich oft durch ihr ganzes Leben hindurchziehen und orthopädisch niemals zufriedenstellend in den Griff zu bekommen sind. Man kann nur ahnen, wie viele Dauerschmerzpatienten unter einer Vernetzung all dieser zahlreichen Einzelstörungen leiden, ohne daß sie erkannt wird. Und nach meiner langjährigen Praxiserfahrung haben die meisten komplexen Krankheitsbilder, bei denen einzelne Ursachen ohne dieses Entstehungsdenken häufig kaum noch auszumachen sind, eine lange Entwicklungsgeschichte, an der Sauerstoffdefizite und mangelhafte Druckverhältnisse maßgeblich beteiligt sind.

**Zuviel Druck in den Höhlen macht bedrückt.**

# Der richtige Riecher – Schlüssel zum Erfolg

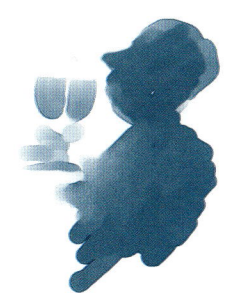

**D**er richtige Riecher spielt im täglichen Leben eines jeden Menschen eine besonders wichtige Rolle – und zwar im ganz konkreten wie im übertragenen Sinn. So kann man beispielsweise mit einer funktionierenden Nase bei der Beurteilung von Lebensmitteln verdorbene oder krankmachende Produkte häufig bereits riechen. Auch das Schmecken und der Genuß erlesener Speisen oder Weine erschließt sich erst über das Riechen, denn über die Geschmacksknospen der Zunge werden allein die Geschmacksqualitäten süß, sauer, salzig und bitter wahrgenommen, wie oben bereits beschrieben. Wenn die Nase also durch einen ausgeprägten Schnupfen verstopft ist, dann kann man weder riechen noch schmecken. Deshalb schmecken fast alle Speisen ähnlich und eher langweilig, wenn das Riechorgan blockiert ist.

Welche gravierenden Folgen eine dauerhaft eingeschränkte Riechfähigkeit haben kann, möchte ich an einem einfachen, leicht nachvollziehbaren Beispiel erläutern. Wer wegen einer chronisch erkrankten Nase nur sehr mangelhaft riechen und schmecken kann, wird beim Zubereiten seiner Speisen sehr viel mehr Salz und Zucker verwenden als eigentlich nötig, weil die Fähigkeit, beispielsweise die feinen Geschmacksnuancen frischer Kräuter als Würze wahrzunehmen, verlorengegangen ist. Der Konsum von zu viel Zucker und Salz wiederum kann auf lange Sicht jedoch gesundheitliche Störungen nach sich ziehen. Zu hoher Blutdruck, Übergewicht, daraus folgende Herzüberlastungen, Schnarchen bei Fettleibigkeit, Trägheit, Unsportlichkeit, Müdigkeit und Leistungsabbau, Sexualstörungen, Motivationsstörungen, Frustrationen und daraus resultierende Depressionen, Darmpilzerkrankungen, Lebensmittelunverträglichkeiten und Allergien können damit verbunden sein.

Die eingeschränkte Fähigkeit zu riechen muß nicht ausschließlich und allein ursächlich für derartige Krankheiten und Befindlichkeitsstörungen verantwortlich sein, spielt aber doch häufig eine von den Betroffenen und der Medizin unterschätzte Rolle in derartigen Prozessen.

**Mit dem richtigen Riecher zum guten Geschmack.**

31

Dieses Beispiel macht deutlich, wie eine ursächliche Störung immer weitere Störungen nach sich ziehen kann. Viele Menschen neigen dazu, eine derartige Störung der Nasenfunktion oder auch andere Defizite als Belanglosigkeiten zu betrachten und reagieren mit einem Achselzucken: „Damit kann ich schon leben." Eine kurzfristige Sichtweise. Denn es ist nur eine Frage der Zeit, bis weitere Störungen auftreten, die die gesamte Lebensführung beeinflussen. So schränkt eine gestörte Funktion der Nase auf Dauer die auf alle Sinne angewiesene Erlebnisfähigkeit und damit das gesamte Wohlbefinden unnötig ein. Dies kann gemeinsam mit den möglichen, gravierenden Folgeerscheinungen schleichende Frustrationsprozesse zur Folge haben, die in ein Abgleiten in Kompensationsmechanismen und Ersatzbefriedigungen aller Art (man raucht, trinkt, ißt zuviel etc.) münden können, die ihrerseits zu weiterer Unzufriedenheit und Krankheiten führen. Ein vielfältiges, facettenreiches und damit auf persönliche Weiterentwicklung ausgerichtetes vitales Leben zu führen wird somit schleichend eingeschränkt – ein Teufelskreis.

All diese Entwicklungen können also mit der Funktion bzw. Fehlfunktion der Nase sehr viel zu tun haben. Das heißt, daß der Zustand der Nase nicht nur unsere körperliche Befindlichkeit, sondern auch unser Denken und Fühlen und damit unsere ganze Persönlichkeit beeinflussen kann. Wenn bereits eine Vielzahl von Folgeerscheinungen und -störungen aufgetreten ist und der ursprüngliche Werdegang nicht erkannt oder

**Was sich liebt, das riecht sich.**

berücksichtigt wird, dann können auch alle Detailbetrachtungen und die sich daraus ergebenden Therapieansätze immer nur zu mehr oder weniger unbefriedigenden Lösungen führen.

Das Riechen spielt aber auch noch eine ganz andere und besonders interessante Rolle: nämlich bei der Partnerbindung und Partnerfindung. Wohl jeder weiß aus eigener Erfahrung, wie sehr angenehme Gerüche, dezent aufgetragene, hochwertige Parfums, Aromastoffe, der angenehme Duft des Partners oder anregende Essensdüfte das Wohlbefinden steigern können. Umgekehrt können bestimmte Gerüche ein Unbehagen, ja sogar spontane Übelkeit auslösen. Und dieses einfache Geruchssystem ist auch bei der Partnerfindung und -bindung von ausschlaggebender Bedeutung.

Jeder Mensch sendet bestimmte, für ihn spezifische und individuelle Geruchsinformationen an seine Umwelt. Die Partnerfindung erfolgt daher wesentlich auch über diese Gerüche. Der empfangende Mensch nimmt diese Gerüche meist unbewußt wahr und erkennt so, ob er diesen Menschen „riechen" oder besonders „gut riechen" oder eben gar „nicht riechen" kann, sofern sein Riechvermögen funktioniert. Die wissenschaftliche Erforschung dieser Zusammenhänge hat in den letzten Jahren zu erstaunlichen Erkenntnissen geführt. So hat man beispielsweise herausgefunden, daß sich bei Frauen durch die Einnahme der Verhütungspille über die dadurch verursachten hormonellen Veränderungen, die Muster der körpereigenen Gerüche verändern können. Wahrscheinlich ändert sich auch die eigene Geruchswahrnehmung. Das Problem: Frauen, die ihren Partner kennenlernten, als sie die Pille nahmen, sonderten andere Körpergerüche an ihren Partner ab und nahmen dessen Gerüche zu diesem Zeitpunkt anders wahr, als zu einem späteren Zeitpunkt, als sie ihre Pille abgesetzt hatten. Konflikte erhielten dadurch plötzlich eine andere Wertigkeit, Beziehungsstörungen bis hin zur Scheidung waren nicht selten die Folge.

Die natürlichen, dem einzelnen Menschen eigenen Gerüche können also durch vielfältige Einflüsse wie Hormoneinnahmen, gestörte Stoffwechselvorgänge und vieles andere mehr in ihrem individuellen Muster deutlich verändert sein und so den anderen Menschen falsche, unnatürliche Eindrücke vermitteln. Dies mag auch ein Grund dafür sein, daß viele Menschen selbst nach einer langen Zeit gemeinsamen Zusammenlebens sich plötzlich nicht mehr riechen können.

Einen letzten, übergeordneten Aspekt zum Themenkomplex Riechen möchte ich abschließend jedoch auch noch erwähnen: Angesichts der zunehmenden Schnelligkeit täglicher neuer Entwicklungen in nahezu allen Wirtschaftsbereichen wird an verantwortlicher Stelle nur derjenige erfolgreich sein, der eine Spürnase dafür hat, welche Entwicklungen in Zukunft erfolgversprechend und richtungweisend sein werden, der intuitiv erkennt, welche Entwicklungen bereits morgen wieder als Eintagsfliegen vergessen sein werden. Nicht umsonst gibt es die geflügelten Worte für erfolg-

reiche Menschen wie „Der hat immer den richtigen Riecher" oder „Der ist immer allen um eine Nasenlänge voraus". Den richtigen Riecher, eine „Spürnase" für den Erfolg zu haben, hat neben Berufserfahrung und Ausbildung auch etwas damit zu tun, mit allen seinen Sinnen immer hellwach zu sein, um komplexe Zusammenhänge auf ihre Stimmigkeit hin überprüfen zu können. Da es beim Riechen ebenso wie bei den anderen Sinnen des Hörens, Sehens oder Fühlens um Wahrnehmung geht, hat die Einschränkung oder der Verlust des Riechens entsprechende Auswirkungen auf die Art, was und wieviel wir von der Wirklichkeit wahrnehmen.

Es lohnt sich also, die Kultur des Riechens wieder mehr zu pflegen. Trainieren Sie Ihre Fähigkeit zu riechen an frischen Kräutern, wohlduftenden Parfums und mit Hilfe von Aromaölen, wie sie zum Beispiel für die Aromatherapie in den bekannten Spinnrad-Läden erhältlich sind.

Natürlich kann man auch ohne einen ausgeprägten Riechsinn leben. Der Mensch ist glücklicherweise in der Lage, den Ausfall oder die eingeschränkte Funktion bestimmter Organe oder Körperteile zu kompensieren. Doch sollte man nicht grundsätzlich bemüht sein, unnötige Einschränkungen präventiv zu verhindern bzw. Funktionsstörungen, so es geht, aufzuheben, um das gesamte Potential des Körpers, der Seele und des Geistes im Sinne einer vitalen Lebensführung zu nutzen?

**Nur wer die Nase in den Wind hält, kann den Erfolg schnuppern.**

# Diagnostik und Therapie – Methoden und Techniken

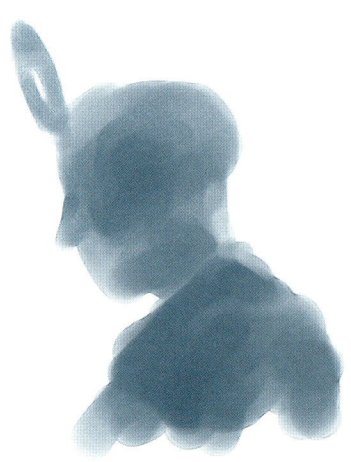

### Diagnoseverfahren

**Ultraschalluntersuchung, Computertomographie, Rhinomanometrie**

Mit der Ultraschalluntersuchung lassen sich Schleimhautschwellungen oder Eiteransammlungen in den Kiefer- und Stirnhöhlen erkennen. Die Siebbeinzellen können wegen ihrer Lage zwischen den Augen ebensowenig wie die Keilbeinhöhlen wegen ihrer Lage im Schädelinnern mit der Ultraschalldarstellung untersucht werden.

Wesentlich genauere Angaben über den Schwellungszustand der Nasennebenhöhlenschleimhäute ergeben sich aus der Computertomographie, einer computergestützten Form des Röntgens. Mit diesem Verfahren lassen sich bildliche Querschnitte durch die Nebenhöhlen darstellen, die auch feine Schwellungen anzeigen. Dies ist besonders wichtig für die Beurteilung der Siebbeinzellen, von deren einwandfreier Funktion alle anderen Nebenhöhlen in besonderer Form beeinflußt werden. Mit der Rhinomanometrie läßt sich die Durchgängigkeit der Nase für die Atemluft messen. Die von mir oben beschriebenen Druckstörungen lassen sich bisher mit keinem der bildgebenden Verfahren messen. Sie lassen sich nur durch die Symptome und die veränderte subjektive Wahrnehmung des Einzelnen verifizieren.

### Fragebogen

Sehr viele Menschen sind auf bestimmte, für sie im Vordergrund stehende innere oder von außen kommende Störungen fixiert, wenn diese eine wesentliche Beeinträchtigung ihrer Vitalität herbeigeführt haben. Sie glauben, daß alles, was sie krank, unausgeglichen oder unglücklich macht, ausschließlich von dieser Störung ausgeht, was in der Regel eine Fehleinschätzung ist, die verhindert, daß die besagte Störung tatsächlich behoben werden kann. Die betreffenden Menschen verstehen sich mehr oder weniger als Opfer dieser Störung und geben damit, meist unbewußt, ihre Mündigkeit und ihren Glauben an die Fähigkeit zur positiven Selbstgestaltung ihres Lebens auf, weil sie diese Störung zu ihrem Vormund machen. Es besteht also die Gefahr, daß sich ihr weiteres Leben allein an dieser Störung orientiert. Diese einseitige Orientierung verbraucht so viel Kraft, daß andere Störungen nicht mehr wahrgenommen und neue Impulse von außen nicht mehr aufgenommen werden können.

Eine primär körperliche Störung führt zu einem veränderten Empfinden, zu einem veränderten Denken und zu einer veränderten Selbsteinschätzung. Diese Veränderungen bezeichne ich als geistige und psychische Störfelder, die die Eigenregulation sehr viel ausgeprägter behindern können, als eine körperliche Regulationsblockade. Diese Blockaden sind meiner Erfahrung nach eindeutige Folge eines Verlustes der Gesamtvitalität und zeigen, wie sehr die einzelnen Ebenen miteinander vernetzt sind. Auf der ganzheitlichen Ebene kann man faszinierende Behandlungsergebnisse erzielen, wenn man nach Störungen auf allen drei Ebenen sucht und diesen auf allen drei Ebenen gleichzeitig und mit feinen Impulsen begegnet. Voraussetzung ist dabei allerdings immer, daß der Betroffene die nötige Offenheit für die Notwendigkeit neuer Impulse mitbringt. Gegen seinen Willen kann man bei sehr vielen chronischen Störungen keine entscheidende Besserung der Eigenregulation erwirken.

Ein Ohrgeräusch kann beispielsweise so störend auf einen Menschen einwirken, daß er andere, ebenfalls vorliegende Störungen der Befindlichkeit in ihrer Bedeutung unterschätzt oder gar nicht mehr wahrnimmt. Da es aber nach meinen Erfahrungen keinen Menschen gibt, der von einer gravierenden Störung, zum Beispiel von einer Allergie, einem Ohrgeräusch, von Tagesmüdigkeit oder Schlafstörungen geplagt wird und ansonsten völlig vital, gesund und ausgeglichen ist, gebe ich jedem Menschen einen Fragebogen an die Hand. Die oben aufgeführten Zu-

**Wer die richtigen Fragen stellt, erhält auch die richtigen Antworten.**

# Fragebogen

nie selten immer oft

Leiden Sie unter Kopfschmerzen?
Haben Sie ein Druckgefühl im Kopf?
Haben Sie Kopfschmerzen bei Wetterwechsel?
Sind Sie wetterfühlig?
Ist Ihre Stimmung wetterabhängig?
Leiden Sie unter Migräne?
Leiden Sie unter einer behinderten Nasenatmung?

Wurde berichtet, daß Sie schnarchen?
Treten dabei Atempausen auf?
Haben Sie Schwierigkeiten einzuschlafen?
Haben Sie Schwierigkeiten durchzuschlafen?
Sind Sie morgens unausgeschlafen und gerädert?
Wachen Sie immer zur selben Zeit nachts auf?
Wenn ja, wann?

Haben Sie ein wechselndes Sehvermögen? Sehen Sie
also an manchen Tagen schlechter als an anderen?
Leiden Sie unter entzündlichen Augenerkrankungen,
die mit Kortison behandelt werden?

Hören Sie an manchen Tagen schlechter als an anderen?
Tritt gelegentlich ein Druck im Ohr auf?
Leiden Sie unter Ohrgeräuschen?
Leiden Sie unter Schwindelgefühlen?

Leiden Sie unter:
Verstopfung oder sehr hartem Stuhlgang?
Durchfall oder sehr weichem Stuhlgang?
Blähungen oder Rumoren im Bauch?
Völlegefühl?
Magenproblemen?
unregelmäßigem Stuhl oder wechselnder Stuhlqualität?

Treten wiederkehrende Hauterscheinungen (Ekzeme) au
Haben Sie einen niedrigen Blutdruck?
Ist bei Ihnen wechselnder Blutdruck festzustellen?

Leiden Sie unter Halswirbelsäulenbeschwerden?
Sind Sie öfter verspannt?
Fühlen Sie sich überdurchschnittlich müde, abgeschlager
Fühlen Sie sich in Ihrer Belastbarkeit eingeschränkt?
Läßt das Konzentrationsvermögen manchmal nach?
Sind Sie auffällig vergeßlich oder gereizt?
Leiden Sie unter Motivationslosigkeit?

Neigen Sie zu depressiver Stimmung?
Leiden Sie unter vermehrter innerer Anspannung?
Treten unklare Stimmungsschwankungen auf?
Haben Sie Platzangst?

selten immer oft

sammenhänge zuvor dem Betroffenen klarzumachen ist jedoch die Voraussetzung dafür, daß dieser Fragebogen das Bewußtsein für das Ausmaß der zusätzlichen Störungen schärft und so die eigene Wahrnehmung bessert. Die häufig zu hörende Selbsteinschätzung „Ich habe seit einem Jahr ein quälendes Ohrgeräusch, ansonsten habe ich aber nichts" ändert sich schlagartig, wenn sich diese Menschen bewußt mit diesem Fragebogen auseinandersetzen.

Mit diesem Fragebogen suche ich also nach weiteren, häufig durch Gewöhnung nicht mehr bewußt wahrgenommenen oder verdrängten Störungen des allgemeinen Befindens im Umfeld der hauptsächlich beklagten Störung. Da nach meinem Verständnis fast alle Störungen wechselseitig auftreten und auf das Fehlen genü-

Dieser Fragebogen gibt Auskunft über Störungen, die häufig durch Gewöhnung nicht mehr bewußt wahrgenommen oder verdrängt werden.

gend freier Energien oder in ihrem freien Fluß gestörter Energien innerhalb von Funktionskomplexen zurückzuführen sind, die ohnehin gewisse Grundschwächen aufweisen, gilt es, nach Energieblockaden oder nach unnatürlichen „Dauerenergiefressern" zu suchen. Die Ursachen findet man tatsächlich sehr häufig in anderen Funktionskomplexen, die mit den beklagten Störungen auf den ersten Blick gar nichts zu tun haben.

Nach dieser Analyse des klinischen Gesamteindrucks, den ein Mensch auf mich macht, stelle ich zusätzlich noch individuell einige Fragen, um mir einen Eindruck über die psychische und geistige Beweglichkeit des Menschen und eventuelle blockierende Überzeugungen zu verschaffen. Dieser Gesamtüberblick ist für mich mit der wichtigste Teil meiner Diagnostik. Je gründlicher und klarer hier Zusammenhänge erfaßt und bewußt gemacht werden können, desto umfassender sind die Ergebnisse im Hinblick auf die Beseitigung einzelner Störungen und auf die dauerhafte, anhaltende Reaktivierung der Gesamtvitalität. Alle anderen Diagnoseschritte und Diagnoseverfahren und die sich daraus ableitenden Detailschritte der Therapie sind sehr wichtiges Handwerkszeug – nicht mehr. Wirkungen entfalten sie erst dann, wenn sie im Bezugsrahmen des Ganzen entsprechend gedeutet, eingesetzt und in ihrer Wichtigkeit und damit in ihrer Priorität bewertet werden. Nur unter dieser Voraussetzung kann die medizinische Detailarbeit einen wirksamen Beitrag zur Stabilisierung des Ganzen

**Nichts ist so schädlich wie unerkannte „Dauerkraftfresser".**

leisten. Das funktionierende Ganze kann dann wiederum Detailfunktionskreise stabilisieren. Auf dieser Grundlage ergibt sich eine dynamische Stabilität, in der Eigenregulation und Selbstheilung und damit Gesundheit, Lebensfreude und Lebenserfolg wieder gelingen können. Nur so läßt sich verhindern, daß Detailarbeit zur Symptomkuriererei entartet und zur frustrierenden Dauerbeschäftigung wird.

Alle auf die Psyche und das Denken (Geist) gerichteten Fragen stelle ich, um zu überprüfen, ob die oben genannten Gedanken für den betreffenden Menschen nachvollziehbar und einsichtig sind. Auf diese Weise erreichen wir die Voraussetzung, daß sich das klassische Abhängigkeitsverhältnis zwischen Arzt und Patient in eine vitale, also auf Vitalitätsgewinn gerichtete Partnerschaft wandelt. Der Arzt übernimmt in diesem Verhältnis nur eine vorübergehende Katalysatorfunktion, bis die Eigenregulation des Patienten wieder funktioniert. Für den Patienten ergibt sich daraus, daß er bereit ist, die wiedererlangte Vitalität in Zukunft als oberste Priorität seines Lebens aktiv zu pflegen. Nur so kann er seine Vitalität und Gesundheit erhalten und ausbauen.

## Die computergestützte Regulationsthermographie (CRT®)

Wenn organische Schäden ausgeschlossen sind und die Rahmenbedingungen für das ganzheitliche Vorgehen von der betreffenden Person verstanden und akzeptiert wurden, beginnt die Detailarbeit. Als erstes führe ich eine computergestützte Regulationsthermographie (CRT®) durch.

Hierbei handelt es sich um ein Verfahren, das Temperaturen an definierten Arealen der Hautoberfläche des Körpers mißt. Diese Areale sind Reflexzonen bestimmter innerer Organe. Das Vorgehen ist ganz einfach und schonend. Der Betroffene wird an allen Arealen gemessen. Die verschiedenen Temperaturen der jeweiligen Areale werden erfaßt und vom Computer gespeichert. Danach sitzt der Patient mit freiem Körper ruhig im Untersuchungsraum. Nach den Gesetzen der Wärmephysiologie reagiert der Körper auf diesen feinen Temperaturreiz, also darauf, daß der betreffende Mensch nun ohne Kleidung im Raum sitzt. Die Temperatur der Körperoberfläche ändert sich, sie reguliert sich im Normalfall neu ein. Nach zehn Minuten werden alle Areale noch einmal gemessen. Das Computerbild zeigt jetzt, ob und wie sich die Temperatur der jeweiligen Areale geändert hat. Auf der Abbildung des Thermogramms auf der folgenden Doppelseite sehen Sie unter jedem Meßareal drei schwarze Linien.

Die erste Linie (1) entspricht den Meßwerten vor dem Entkleiden, also der Ruhetemperatur. Der zweite Strich daneben (2) entspricht den Temperaturwerten nach dem feinen Temperaturreiz, der durch das Entkleiden entstand. Nach diesen beiden Messungen analysiere ich das Verhältnis der Meßwerte der ersten zur zweiten Messung und erfasse damit die Abweichungen von der Norm.

Aufgrund dieser Analyse reize ich den Untersuchten sanft an bestimmten Stellen der Nasenschleimhaut vor den Nasennebenhöhlen, verbessere die Druckverhältnisse in den Nebenhöhlen und im Ohr, optimiere die Sauerstoffaufnahme und aktiviere den Körper an verschiedenen Stellen mit Neuraltherapie oder mit einem Softlaser, je nachdem, wie das Ergebnis der ersten beiden Messungen und das sich daraus ergebende individuelle Blockademuster ausgefallen ist. Die genaue Vorgehensweise der Therapie beschreibe ich weiter unten.

Nach dieser Reizung werden alle Punkte ein drittes Mal gemessen. Auch diese Temperaturen werden auf dem Computerbild und zwar mit dem dritten Strich (3) dargestellt. Anhand der Temperaturänderungen kann ich dann umfassende Erkenntnisse über die Dynamik und die Eigenregulationsfähigkeit des Körpers insgesamt und seiner einzelnen Organbereiche bzw. über die Intensität und Wirkungstiefe von Regulationsblockaden gewinnen. So läßt sich beispielsweise aus dem Thermogramm ablesen, ob eine klinisch bedeutsame Belastung des Körpers durch Darmpilze (nach dem Blumschen Wert der Magenregulation), für die Regulation relevante Lebensmittelunverträglichkeiten (nach dem Rostschen Zeichen am Intestinalmeßpunkt), regulationsblockierende Zahnstörungen

(nach dem Uhlmann-Index in der Computerauswertung) oder nennenswerte Seitendifferenzen im Achsenskelett, also der Wirbelsäule vorliegen. Außerdem kann ich erkennen, ob die vorher auf den feinen Temperaturreiz nicht reagierenden Areale auf meine zur Provokation und zur Regulationsoptimierung gesetzten Reize ansprechen.

In dem abgebildeten Thermogramm können Sie erkennen, daß an vielen Meßarealen der zweite Strich auf dem gleichen Temperaturniveau liegt, wie der erste Strich. Das bedeutet, daß der feine Temperaturreiz vor der Zweitmessung (2) an diesen Arealen zu keiner temperaturverändernden Regulation geführt hat, wie es im Normalfall eigentlich hätte erfolgen müssen. In diesen Fällen spricht man von Regulationsblockaden. An den dritten Strichen kann man erkennen, daß durch eine Provokationsbehandlung viele Areale jetzt wieder in die Regulation übergegangen sind, die vorher blockiert waren. Man kann dies daran ablesen, daß sich die Temperatur deutlich gegenüber der Erstmessung verändert hat. So erhalte ich einen guten Überblick über die Aktivierbarkeit der eingeschränkten Eigenregulation. Daraus lassen sich dann gezielt gemeinsam entwickelte und für den Betroffenen nachvollziehbare Schwerpunkte für die Therapieplanung ableiten.

Das Verfahren der computergestützten Regulationsthermographie (CRT®) besticht meines Erachtens durch seine Erfassung möglichst vieler Areale, durch seine Genauigkeit und durch seine Fähigkeit, den Körper in wesentlichen Teilen seiner Dynamik zu erfassen. Nicht zuletzt

**Mit der Thermographie kommt man der eingeschränkten Dynamik auf die Schliche.**

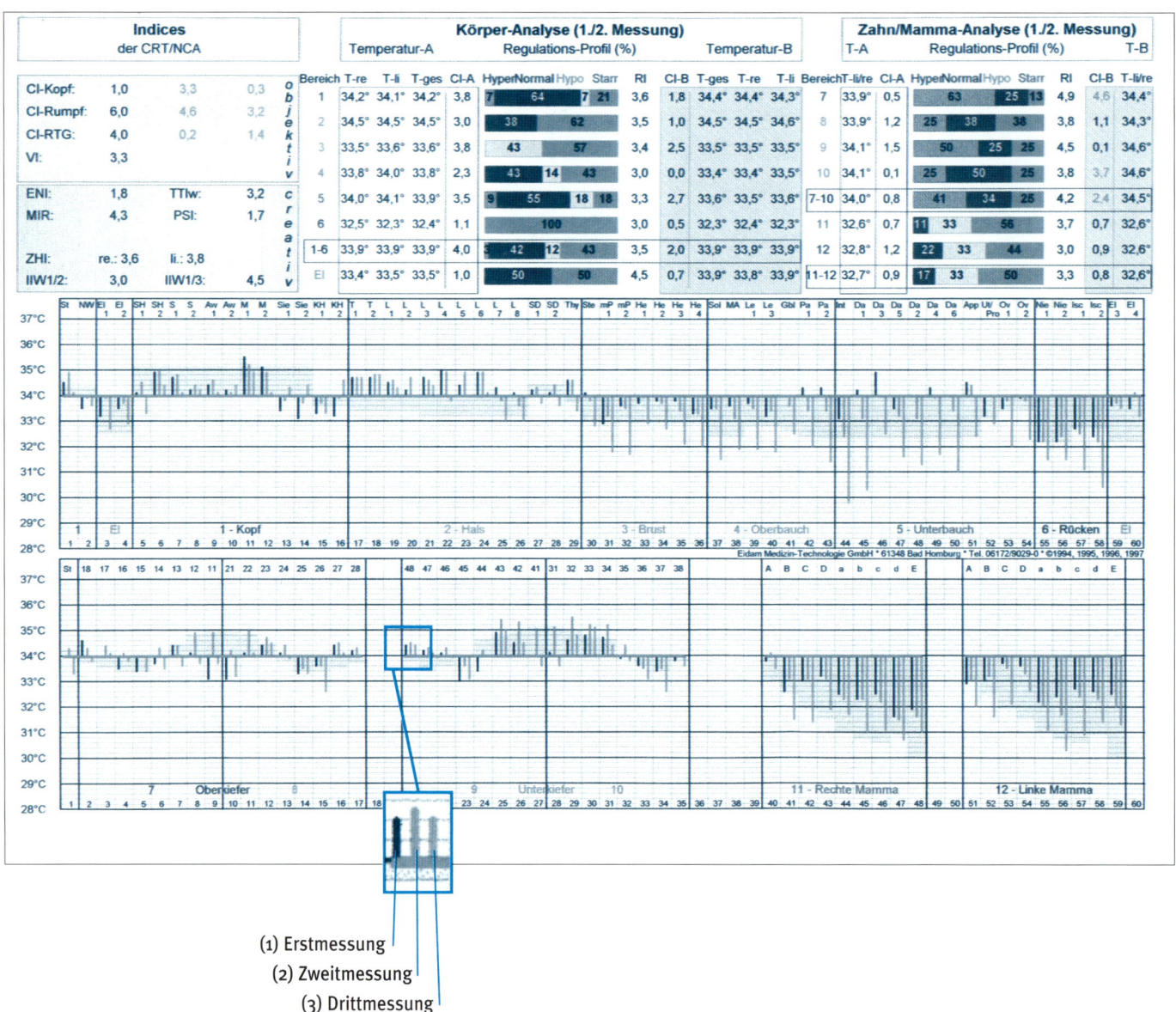

(1) Erstmessung
(2) Zweitmessung
(3) Drittmessung

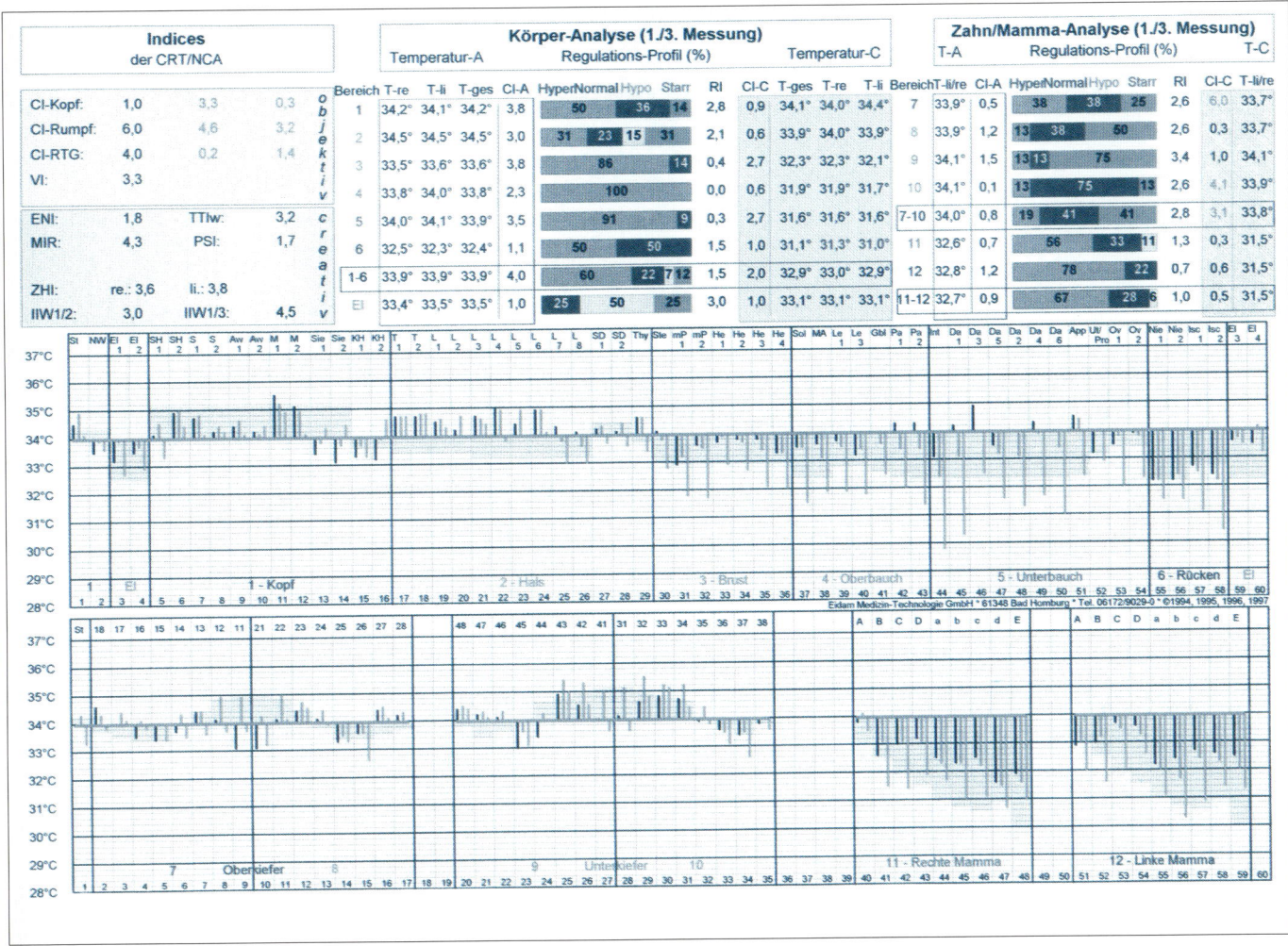

Die computergestützte Regulationsthermographie ist die Methode der Wahl, um die körperliche Vitalität im Sinne der Regulationsfreiheit zu überprüfen. Sie zeigt, wie einzelne Körperfunktionsbereiche auf feine oder gröbere Reize reagieren oder ob sie blockieren. Sie gibt damit einen Hinweis, welche Vitalitätsreserven abrufbar sind oder ob sich bereits krankmachende Regulationsblockaden im Körper entwickelt haben.

**Der Thermographiecomputer ist die Dechiffriermaschine für die Blockademuster des Körpers.**

deshalb ist es wohl das bisher einzige in den USA zugelassene Verfahren, das die dortigen strengen Richtlinien und Anforderungen für Diagnostik und Therapie im Bereich der Naturheilkunde erfüllt. Die computergestützte Thermographie zeigt meßbare Störungen der Eigenregulation auf der körperlichen Ebene. Sie gibt Auskunft über Belastungsschwerpunkte, über Störfelder und sogenannte, die Eigenregulation blockierende Herde. Des weiteren lassen sich Rückschlüsse auf die Gesamtvitalität eines Menschen und auf qualitative Störungen im körpereigenen Rhythmus sowie auf die Sensibilität des Körpers gegenüber feinen oder intensiveren Reizen ziehen, was insgesamt ein komplexes Bewertungsmuster ergibt, dessen Interpretation und Informationsfülle seine besondere Bedeutung durch die computergestützte Analyse erlangt.

Dieses Untersuchungsverfahren, das auf dem Boden der klassisch naturwissenschaftlichen Wärmephysiologie entstanden ist, bietet sich darüber hinaus wie kein anderes dazu an, die so unterschiedlich denkenden Schulmediziner und Naturheilkundler auf dieser spezifischen Diagnoseebene einander anzunähern.

### Elektroakupunktur nach Dr. Voll

Die Elektroakupunktur nach Dr. Voll ermöglicht zwar keinen so umfassenden Gesamtüberblick über die körpereigene Regulation wie die computergestützte Regulationsthermographie (CRT®). Mit ihr lassen sich aber Detailbelastungen des Körpers wie zum Beispiel Lebensmittelunverträglichkeiten, Schwermetallbelastungen und alte, manchmal bereits vergessene, den Körper aber noch immer belastende Entzündungen ausfindig machen, die dann mit entsprechenden homöopathischen Medikamenten oder mit der Bioresonanztherapie behandelt werden können. Bei diesem Verfahren werden Änderungen der Widerstandswerte von auf der Hautoberfläche fließenden Strömen erfaßt. Nimmt zum Beispiel ein Mensch mit einer Milchunverträglichkeit einen Schluck Milch in den Mund, dann ändert sich der vorher gemessene Hautwiderstandswert an den von Dr. Voll definierten Meßpunkten. Aus dieser Veränderung läßt sich die Unverträglichkeit herleiten.

### Mikroskopische Untersuchung der Nasenschleimhaut

Ein wichtiger Diagnosebestandteil ist für mich die mikroskopische Beurteilung der Nasenschleimhaut, da ich nach mehr als 100 000 Nasenmikroskopien an der Beschaffenheit dieser Schleimhaut im Innern des Körpers sehr viel Rückschlüsse auf die Gesamtdynamik des Stoffwechsels und auf die Vitalität der Gesamtpersönlichkeit ziehen kann. Daneben achte ich natürlich sorgfältig auf den anatomischen Bau des Naseninneren und auf Engstellen vor den Nebenhöhlen unter dem Gesichtspunkt der Sauerstoffdurchgängigkeit.

## Therapieverfahren

Therapeutisch arbeite ich gestützt auf die Auswertung der Thermographie gezielt mit der Laserakupunktur, der Kochsalz-Neuraltherapie, der Magnetfeldtherapie, der Farblichttherapie nach Prof. Brost, der Homöopathie und der Bioresonanztherapie.

### Farblichttherapie nach Prof. Brost

Die Farblichttherapie nach Prof. Brost ist ein faszinierendes Behandlungsverfahren, mit dem das Befinden eines Menschen erheblich verbessert werden kann, wie man es zum Beispiel vom Sonnenlicht schon seit langem kennt. Prof. Brost ist von Haus aus Kunstprofessor. Während seines Unterrichts fiel ihm auf, daß sich die künstlerischen Leistungen seiner Studenten änderten, je nachdem, in welchem der farblich unterschiedlich gestalteten Arbeitsräume sie tätig waren. Die meisten Künstler sind hochsensible Menschen und reagieren deshalb besonders feinfühlig auf Farbgestaltungen. So stellte er fest, daß ein Student in einem blauen und in einem gelben Raum bessere Leistungen erzielte als in farblich anders gestalteten Räumen. Die diesem Phänomen zugrundeliegenden Mechanismen sind die gleichen, die im Alltag den Ausschlag für die oft unbewußt getroffene Entscheidung geben, daß man sich an einem Tag für eine mehr farbenfrohe, an einem anderen Tag für eine mehr dezente Kleidung entscheidet.

Prof. Brost führte seine anfänglich zufälligen Beobachtungen schließlich systematisch durch und entwickelte die Idee, Farben therapeutisch zur Besserung des Wohlbefindens einzusetzen. In Zusammenarbeit mit der optischen Industrie entwickelte er ein Gerät, das durch sehr aufwendig hergestellte und geschliffene Linsen aus einer Lichtquelle einzelne Farben so herausfiltern kann, daß sie in ihren Frequenzen den Frequenzen des natürlichen Sonnenlichtes sehr ähnlich sind. Ich setze dieses Verfahren ein, um entweder die innere Anspannung eines Menschen mit der Farbe Blau gezielt abzubauen, einem völlig erschöpften Menschen mit der Farbe Violett wieder auf die Beine zu helfen oder um einen kreativ tätigen Menschen mit der inspirationsfördernden Farbe Gelb zu unterstützen. Am häufigsten kommt bei mir die entspannende Farbe Blau zur Anwendung, da in ihrer Eigenregulation eingeschränkte Menschen durch den damit einhergehenden Vitalitätsverlust meist unter einer dauernd erhöhten, inneren Anspannung stehen.

### Die Magnetfeldtherapie

Magnetfelder werden in der Diagnostik der klassischen Medizin in Form der Magnetresonanztomographie, den meisten als Kernspintomographie bekannt, eingesetzt. Die Magnetfeldtherapie wird häufig bei Knochenbrüchen oder zur allgemeinen Förderung einer Wundheilung angewandt. Magnetfelder entstehen überall dort, wo elektrische Ströme fließen. In der Naturheilkunde erfolgt der Einsatz der Magnetfeldtherapie, um Stoffwechselprozesse zu aktivieren. Ich setze sie bevorzugt zur Beschleunigung der postopera-

**Farben bringen Licht ins Dunkel von Psyche und Geist.**

tiven Heilung, bei chronischen Verspannungszuständen der Muskulatur und bei gesteigerter Tagesmüdigkeit und Leistungsabbau ein.

### Die Bioresonanztherapie und die Homöopathie

Die Bioresonanztherapie ist ein biophysikalisches Verfahren, das genau wie die Homöopathie mit dem Phänomen Information arbeitet. Wenn man einem Gefäß, das mit einem Liter Wasser gefüllt ist, zum Beispiel Salz zusetzt und dieses Gefäß bis auf 100 ml entleert und dann mit Wasser wieder bis zu einem Liter auffüllt, schmeckt die neue Lösung weniger salzig. Wiederholt man diesen Vorgang, schmeckt die neue Lösung noch weniger salzig, weil sie entsprechend weniger Salz enthält. Diesen Vorgang kann man so lange wiederholen, bis überhaupt kein Salz mehr zu schmecken ist und auch das letzte Salzmolekül aus der Lösung verschwunden ist. Chemisch ist dann kein Salz mehr nachweisbar. Aber physikalisch ist die „Information Salz" in Form elektromagnetischer Wellen noch in diesem Wasser enthalten. Verdünnte Lösungen auf dieser Informationsebene setzt die Homöopathie nach Hahnemann ein.

Die Bioresonanz arbeitet ebenfalls mit elektromagnetischen Informationen, die, vom Körper abgeleitet, einem technischen Gerät zugeführt und nach einer Modellierung dem Körper zurückgegeben werden. Dieses Bioresonanzverfahren wurde von Dr. Morell entwickelt und ist auch als „Moratherapie" bekannt.

In der öffentlichen Diskussion hat es viel Streit um dieses Verfahren gegeben. Ich selbst entziehe mich diesem Streit. Wer heilt, hat recht. Und ich weiß aus vielen therapeutischen Einsätzen um die besondere Wirksamkeit der Bioresonanztherapie. Vielleicht ist meine Erfolgsbilanz deshalb so erfreulich, weil ich dieses Verfahren niemals allein einsetze, sondern immer im Verbund mit anderen, die Gesamtvitalität und die Gesamtbefindlichkeit fördernden Verfahren. Entscheidend für den Therapieerfolg ist aber vor allem, daß das System Mensch offen, das heißt sensibel für bestimmte Impulse ist. Sonst nutzen die besten Impulse nichts. Die ärztliche Kunst besteht darin, diese offenen Stellen zu erspüren. Vieles kann man über Messungen ermitteln. Aber der Erfolg einer Therapie ist abhängig vom Gespür und von der Erfahrung des Therapeuten, bei Schulmedizinern wie bei Naturheilkundlern.

Ebenso wie mit klassischen Medikamenten verhält es sich auch mit homöopathischen Mitteln oder mit der Bioresonanztherapie. Bei einem Menschen, der am Ende seiner Kräfte ist, kann man mit einem falsch angesetzten Homöopathikum oder einer nicht passenden Bioresonanztherapie Krisen auslösen. Auch diese Verfahren sind also in bestimmten Kräftesituationen nicht nebenwirkungsfrei. Alles, was erwünschte Wirkungen zeigen kann, kann auch unerwünschte Nebenwirkungen auslösen.

### Neuraltherapie und Softlasertherapie

Die Neuraltherapie wurde von den Ärzten der Familie Hunecke aus Düsseldorf über Generationen hinweg entwickelt. Aus den über die Jahrzehnte gemachten Erfahrungen mit im Körper offensichtlich bestehenden Körpernetzwerken entwickelten sie schließlich die Neuraltherapie nach Hunecke. Die Idee dieser Therapieform basiert auf diversen experimentellen Beobachtungen: Spritzt man wie ein Zahnarzt ein lokales Betäubungsmittel an einen bestimmten Zahn, kann damit innerhalb von Sekunden im Knie des Patienten Schmerzfreiheit erzielt werden, das sogenannte Sekundenphänomen. Die Schmerzfreiheit kann bestehen bleiben, der Schmerz im Knie kann aber auch nach einigen Stunden wieder auftreten.

Als mich 1993 eine Frau auf Anraten eines Bekannten, der Patient in meiner Praxis war, mit rasenden Kopfschmerzen sowie quälenden Rückenschmerzen in meiner Praxis aufsuchte, wollte ich die Beschwerden mit der Neuraltherapie behandeln. Als sie mir sagte, daß sie auf fast alle Betäubungsmittel allergisch reagiere, führte ich die Neuraltherapie intuitiv mit physiologischer Kochsalzlösung durch. Von dieser Kochsalzlösung besitzt jeder Mensch mehrere Liter von Natur aus in seinem Körper. Erfreulicherweise ließ sich die Schmerzsymptomatik in kleinen Sitzungseinheiten über insgesamt zwei Stunden fast komplett auflösen. Dieses Phänomen veranlaßte mich dazu, die Neuraltherapie heute grundsätzlich mit Kochsalzlösung durchzuführen, zumal im Thermogramm meßbar ist, daß sich diese Kochsalzinjektionen nicht nur auf das subjektive Befinden, sondern auch auf die Mobilisierung der Eigenregulation positiv auswirken.

Mit dem Softlaser behandele ich Menschen, deren innere Spannung zu groß ist und für die eine Neuraltherapie zu anstrengend wäre. Ansonsten verfolgen die milden Applikationen mit Laserenergie das gleiche Ziel wie die Neuraltherapie.

### Vitalisierungssitzung

Komplexe biologische Systeme sind in ihren möglichen Reaktionen auf bestimmte Reize nicht exakt berechenbar. Es können sich ganz andere Reaktionen ergeben als vermutet. Das gilt besonders für den Menschen als das wohl komplexeste biologische Wesen. Die möglichen Reaktionen sind aber um so besser kalkulierbar, je vitaler der Mensch ist.

Lebende Systeme sind ständig in Bewegung, suchen mithin eine Richtung, in die sie sich bewegen können. Bei Tieren sind diese Richtungen durch ihre Triebhierarchien und die Instinkte festgelegt. Ihnen sind bestimmte Wege vorgegeben. Der Mensch kann sich hingegen frei entscheiden, wohin er gehen will. Er muß die Richtung deshalb selbst festlegen. Seine Freiheit zur Entscheidung ist Chance und Aufgabe zugleich. Natürlich ist jeder Mensch auch in klimatische, gesellschaftliche und kulturelle Systeme eingebunden, die ihm Halt bieten, ihn aber gleichzeitig in seiner persönlichen, freien Entwicklung behindern können. Er braucht eine ausgesprochen hohe Vitalität, wenn er seiner Umgebung und gleichzeitig seinen eigenen, individuellen Wünschen gerecht werden will.

Der Mensch ist immer beides: individuelles und gesellschaftliches Wesen, Mensch und Mit-

**Der richtige Impuls kann ein Leben oft in Sekunden ändern.**

mensch. Jeder Mensch braucht die Auseinandersetzung mit Mitmenschen, um immer wieder zu überprüfen, ob sein eingeschlagener Lebensweg noch der richtige ist. Aus dieser Unsicherheit über den eigenen Weg resultiert sein Bedürfnis nach Nähe, nach Austausch, nach Anerkennung und nach Liebe. Die Erfüllung dieser Grundbedürfnisse setzt ebenfalls ein hohes Maß an Vitalität voraus.

Weil die Vitalität für all die oben beschriebenen Zusammenhänge von so außerordentlicher Bedeutung ist, beinhaltet jede meiner Sitzungen das Ziel der Optimierung der Gesamtvitalität. Und weil die größte körperliche Kraftquelle der Sauerstoff ist, beginne ich jede Sitzung mit dem Freimachen der Nase und dem Druckabbau in den Nebenhöhlen. Dies erreiche ich durch eine Abschwellung der Nasenschleimhäute und mit einer Aktivierung der Nebenhöhlenbelüftung durch eine mit Nasenreflexöl durchgeführte Reizung der Nasenschleimhäute unmittelbar vor den Nebenhöhleneinführungsgängen. Gleichzeitig erfolgt ein reflektorischer Druckabbau im Ohr durch eine feine Berührung der Trommelfelle mit einem feuchten feinen Watteträger. Je nachdem, welche Blockademuster der Betroffene zeigt, setze ich in einer Sitzung gleichzeitig die Magnetfeldtherapie, die Farblichttherapie, die Neuraltherapie, die Laserakupunktur oder die Bioresonanztherapie und vor allem das gemeinsame Gespräch ein. Die mit dem Patienten zuvor gemeinsam durchgeführte Suche nach Blockaden im psychischen oder geistigen Bereich ergänzen die körperlich orientierten Verfahren.

**Die Vitalisierungssitzung bündelt die Therapieverfahren mit dem Ziel, die Gesamtvitalität zu optimieren.**

Im Fallbeispiel auf Seite 83 ff. können sie den Ablauf einer Vitalisierungssitzung an einem konkreten Einzelfall genauer studieren.

### Operation

Zur Beseitigung von anatomischen Engstellen in der Nasenhaupthöhle durch die Nasenscheidewand und zur Erweiterung von Engstellen an den Eingängen zu den Nasennebenhöhlen gehe ich mit einem minimalstinvasiven mikrochirurgischen Verfahren unter peinlichster Schonung der Schleimhaut vor. Das Ziel ist dabei, so schonend wie möglich einzugreifen, um möglichst wenig Verletzungen des Gewebes zu verursachen. Mit einem feinen mikrochirurgischen Instrumentarium und mit einem Laser läßt sich dieses Ziel erreichen.

Zum Abtragen von ausgeprägten knöchernen Verdickungen kommt ein spezieller Operationsmeißel zum Einsatz. In anderen, chronischen Fällen müssen die Nebenhöhlen durch Wegstanzen der Vorderwände zur Nase hin freigelegt werden. Diese Eingriffe werden unter modernster Vollnarkose ambulant durchgeführt. Nach diesem Eingriff lege ich eine feine Tamponade für weniger als einen Tag in die Nase ein, um die Behinderung der Nasenatmung und die Unannehmlichkeit der Tamponade auf das Nötigste zu verkürzen.

Solche Eingriffe führe ich grundsätzlich erst dann durch, wenn ich mir einen Überblick über den Regulationszustand des betroffenen Menschen verschafft habe, um so den besten Zeitpunkt und damit die Voraussetzung für das Erreichen eines bestmöglichen Operationsergebnisses herauszufinden. Nur so lassen sich Therapieversager verhindern. Die besten Ergebnisse zur Optimierung der Nasenfunktion lassen sich erzielen, wenn man die Schleimhautfunktion durch Aktivierung des Stoffwechsels und des Immunsystems mit einem schonenden Eingriff in der Nase kombiniert und dafür sorgt, daß die Betroffenen sich auch auf der psychologischen und geistigen Ebene für den frischen Wind öffnen, der ihnen anschließend um die Nase wehen wird. Die Leitphilosophie für jeden Eingriff ist das Prinzip: soviel wie nötig, sowenig wie möglich, um die Selbstheilungskräfte und die Eigenregulation wieder für ein automatisches Funktionieren der Stoffwechselsysteme in Gang zu bringen.

## Das Lachen

Wohl jeder weiß, wie wohl man sich fühlt, wenn man herzlich und ausgiebig gelacht hat. Und in der Tat: Ein befreiendes Lachen hat eine vitalisierende Wirkung. Den meisten Leidenden ist das herzliche Lachen über sich selbst jedoch vergangen. Deshalb fordere ich nach erfolgreicher Vitalisierung die Betroffenen auf, die ersten wiedergewonnenen Kräfte in ein Lachen über sich selbst und seine Lebensumstände zu „investieren", weil ich auf diesem Weg die Eigenregulation zusätzlich aktivieren will. Das herzliche Lachen führt auch zu weiteren Entspannungen und zum Ab-

bau unnötiger psychischer Selbstblockaden und kann damit den Prozeß der Revitalisierung erheblich vorantreiben.

In Großbritannien wird im öffentlichen Gesundheitswesen jährlich ein Betrag von mehreren Hundert Millionen D-Mark für humoristische Unterhaltung bereitgestellt. Dort hat man erkannt und errechnet, daß sich die Heilverläufe bei Erkrankungen aller Art erheblich beschleunigen und damit entsprechend die Liegezeiten in Krankenhäusern verkürzen lassen, wenn die Patienten lachen. Man investiert also Geld in das Lachen, um damit letztlich Geld zu sparen – ein faszinierender Gedanke.

Die meisten Leidenden sind viel zu sehr mit ihrem Leiden und mit sich selbst beschäftigt, und in den Gesprächen mit anderen Menschen nehmen diese Leiden und das Besprechen von Problemen oft ebenfalls zuviel Raum ein. Das Reden und Nachdenken über die eigenen Störungen verbraucht weitere Kräfte, über die die Betroffenen ohnehin zuwenig verfügen – ein weiterer Grund, warum ich im täglichen Praxisbetrieb darauf achte, daß auch herzlich gelacht wird und damit Raum entsteht für das Wiedererkennen der angenehmen und schönen Seiten des Lebens.

Also: Wenn Sie hin und wieder in einer allbeschreibung lesen, daß ich die betreffende Person auffordere zu lachen, dann lachen Sie nicht – das Thema ist ernster als Sie meinen.

**Die wichtigste Regel für jede OP: Soviel wie nötig, sowenig wie möglich.**

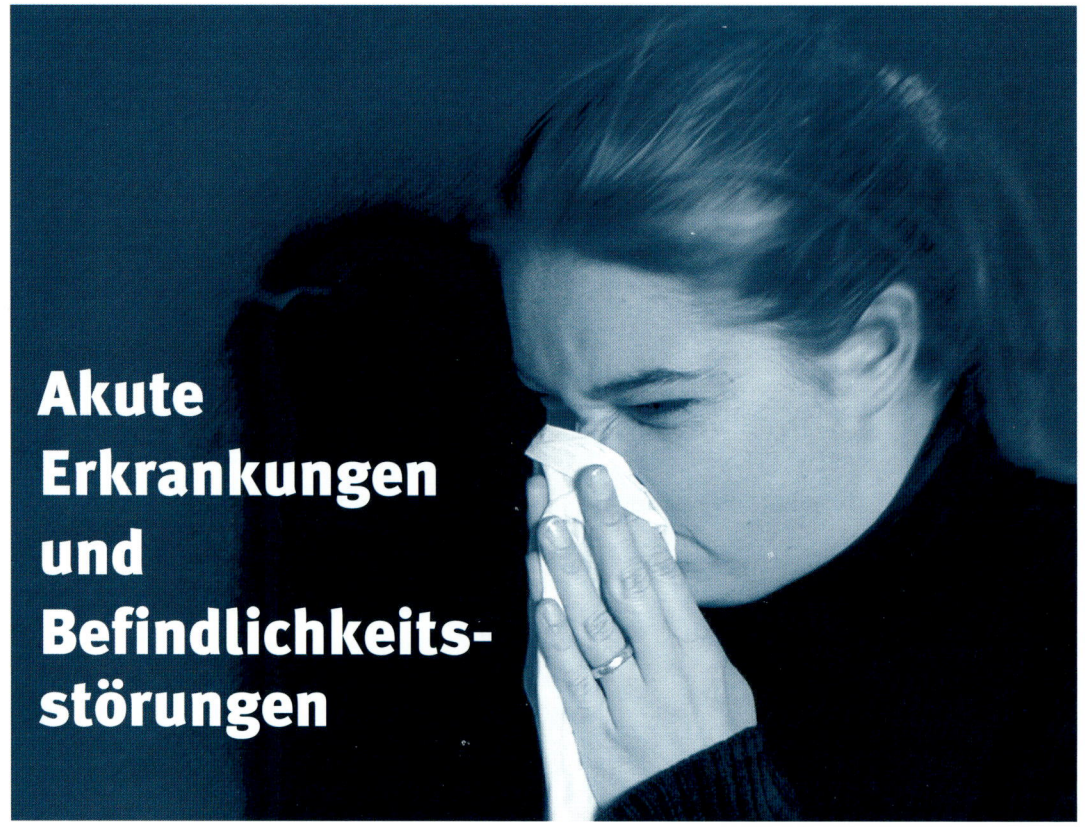

# Akute Erkrankungen und Befindlichkeits- störungen

## Wenn die Nase läuft – der akute Erkältungsschnupfen

**Ursachen und Symptome:** Bei einem Schnupfen sondert die Nase Sekrete ab – sie läuft. Ist die Sekretion aus der Nase wäßrig, so handelt es sich am ehesten um eine virale Infektion, die mit Temperaturerhöhungen auf 38 bis 39 Grad einhergehen kann. Es kann aber auch eine bakterielle Infektion vorliegen, wobei das Nasensekret dann nicht wäßrig, sondern eitrig ist. Bakterien sind winzige Erreger, die man, falls nötig, mit einem Antibiotikum behandeln kann. Viren sind noch kleinere Erreger, die sich bisher einer gezielten Behandlung durch Medikamente entziehen. Bei der Sekretion der Nase handelt es sich um das Bemühen der Nasenschleimhaut, zusammen mit dem Immunsystem die eingedrungenen Erreger wieder aus dem Körper herauszuschleusen. Das Immunsystem verfügt gegenüber Viren über andere Abwehrmechanismen als gegenüber Bakterien. Deshalb ist die Sekretion bei viralen Entzündungen wäßrig und bei bakteriellen eitrig. In den Sekreten finden sich entsprechend viele Erreger, aber auch Abwehrzellen.

Dieser Schnupfen geht meist mit einer Beeinträchtigung des Allgemeinbefindens und einer allgemeinen Kraftlosigkeit einher. Die erhöhte Temperatur weist auf die intensive Aktivität des Immunsystems hin. Im Falle einer akuten Entzündung stellt der Körper automatisch alle Kräfte dem Immunsystem zur Verfügung. Der Stoffwechsel läuft auf Hochtouren. Die erhöhte Körpertemperatur ist Ausdruck dieser Schwerpunktsetzung. Da die Infektion in der Nase stattfindet, werden die Nasenschleimhäute besonders durchblutet. Dadurch kann es zu erheblichen Schwellungszuständen der Nasenschleimhaut mit einer entsprechenden Behinderung der Nasenatmung kommen, was natürlich das subjektive Befinden zusätzlich verschlechtert und sowohl die Aktivität des Immunsystems als auch des Stoffwechsels behindert. Das kann sich wiederum ungünstig auswirken, da gerade in dieser Phase, in der die Selbstheilungskräfte besonders gefordert sind, der Körper besonders viel Sauerstoff braucht.

Meinen Erfahrungen zufolge bekommt ein vitaler Mensch, dessen Stoffwechsel, Immunsystem und Nasenfunktion nicht wesentlich vorgeschädigt oder belastet sind, keinen solchen Schnupfen. Eine solche Erkrankung zeigt deshalb als erstes an, daß der oder die Betroffene zu wenig freie Kräfte hatte, um das Eindringen der Erreger und den Ausbruch des Schnupfens zu verhindern.

**Therapie:** Wegen des allgemeinen Kräfteschwundes sind alle Maßnahmen, die für die Freisetzung und Mobilisierung von Energien sorgen, zur Behandlung geeignet. Es ist erfahrungsgemäß davon auszugehen, daß bei Infektionen eher ein saures Milieu im Körper vorherrscht und ein erhöhter Bedarf an Entschlackung besteht. Wenn es sich einrichten läßt, sind die altbewährte Bettruhe, eine basische, vitaminreiche, die Stoffwechselorgane entlastende Kost aus Gemüse, Salat und Kartoffeln, viel Flüssigkeitszufuhr (wenn möglich, täglich drei Liter) in Form von Wasser und wechselnden Teesorten und herzliches Lachen (s. S. 47) erfolgversprechende Mittel, den Schnupfen alsbald zu besiegen und wieder zu Kräften zu kommen. Vitamin C und eine Tablette Acetylsalicylsäure (Aspirin® etc.) zeigen manchmal eindrucksvolle Wirkungen, denn Vitamin C steigert die Abwehrkraft und Aspirin besitzt eine antientzündliche Wirkung.

Bei Schwellungszuständen der Nase helfen abschwellende Nasentropfen, die aber nur wenige Tage angewendet werden sollten, da die Schleimhäute bei deren Applikation eine schnelle Gewöhnungsneigung zeigen, die zur Abhängigkeit von diesen Mitteln führen kann. Da die abschwellenden Nasentropfen häufig eine schleimhautaustrocknende Wirkung haben, ist es ratsam, die Nase mit einer pflegenden Nasensalbe zu versorgen, zum Beispiel Bepanthen® Augen- und Nasensalbe. Wadenwickel bei deutlich erhöhten Temperaturen (über 39 Grad) und viel frische, feuchte Raumluft fördern die Ausheilung. Die Feuchtigkeit der Raumluft läßt sich durch geöffnete Fenster, durch das Aufstellen von Flüssigkeitsschalen im Raum oder durch elektrische Raumbefeuchter, die es in Sanitätshäusern zu kaufen gibt, erhöhen. Die feuchte Raumluft fördert die Befeuchtung der Nasenschleimhaut, die trotz der vermehrten Sekretabsonderung bei einer Infektion oft zur Trockenheit neigt.

**Der Erkältungsschnupfen ist ein Warnsignal für geschwächte Abwehrkräfte.**

Wer sich Bettruhe in der Phase der Erkältung oder Grippe nicht leisten kann, sollte die Eigenregulation und Selbstheilung durch eine Neural-, Magnetfeld- oder Bioresonanztherapie (s.S. 44 f.) unterstützen, die bei vielen naturheilkundlich ausgerichteten Ärzten oder Heilpraktikern durchgeführt werden. Während der Erkrankung sollte man beruflich nach Möglichkeit wirklich nur das bearbeiten, was nicht aufschiebbar ist.

Insgesamt verläuft ein solcher Schnupfen meist harmlos und ohne große Komplikationen. Aber er ist immer Ausdruck dafür, daß es vor Ausbruch der Erkrankung insgesamt an Vitalität gemangelt hat, obwohl man sich vielleicht subjektiv fit gefühlt hat. Deshalb sollte man einen solchen Schnupfen immer auch zum Anlaß nehmen, über seine Befindlichkeit, seine Lebensführung und Lebensgewohnheiten nachzudenken und gegebenenfalls überprüfen lassen, ob die Eigenregulation funktioniert. Oft hat man

vor einer Infektion mehr Kräfte verbraucht, als es für das Wohlbefinden gut war. Deshalb lohnt es sich, im Rahmen einer banal erscheinenden Erkältung zu überprüfen, ob man in Zukunft durch sportliche Betätigung oder Saunagänge oder einfach durch das Zusammenstreichen des Terminkalenders Prioritäten für Entspannungszeiten und die eigene Gesundheit setzen kann. Falls Sie für sich in diesen Bereichen keine Veränderungen vornehmen können, dann sollten Sie zum Beispiel ein Thermogramm von sich anfertigen lassen oder Ihren Arzt nach anderen Untersuchungsmethoden fragen, um zu sehen, was sie gezielt für die Stärkung Ihrer Abwehrkräfte und Ihrer Gesamtvitalität tun können.

Bei bakteriellen Infekten kann manchmal auch ein Antibiotikum angezeigt sein, wenn die den Körper entlastenden Maßnahmen allein nicht greifen. Dies sollte aber nach meinen Erfahrungen nur dann eingesetzt werden, wenn die oben genannten Maßnahmen den Infektionszustand nicht bessern. Antibiotika sind zwar oft Lebensretter, aber man sollte berücksichtigen, daß sie nicht gezielt gegen die Erreger im Nasenbereich eingesetzt werden können. Wenn man sie einnimmt, dann wirken sie auf alle Erreger im ganzen Körper, die für dieses spezielle Antibiotikum sensibel sind. Das heißt, daß auch die Bakterien im Darm von diesem Mittel abgetötet werden. Der gesunde Darm ist aber von einer unvorstellbar großen Zahl verschiedenster Bakterien in einem bestimmten Mengenverhältnis besiedelt, die für eine optimale Verdauungsfunktion benötigt werden. Tötet man bestimmte Bakterienarten durch entsprechende Antibiotika ab, dann kann sich das ausgewogene Mengenverhältnis negativ auswirken und eventuell zur Besiedlung mit anderen, der Darmfunktion abträglichen Erregern führen. Nicht umsonst sind Antibiotika verschreibungspflichtig und so in die Entscheidungskompetenz eines Arztes gestellt.

**Fallbeispiel:** Was die Wirkung von Maßnahmen angeht, die die Eigenregulation und die Selbstheilungskräfte aktivieren, so kann man immer wieder faszinierende Heilverläufe beobachten. So stand eines Morgens ein Manager in meiner Praxis, der gerade in seinem Unternehmen eine wichtige Umstrukturierungsmaßnahme leitete und gleichzeitig vor dem Abschluß einer persönlichen Zusatzqualifikation stand. Er war kräftemäßig so erschöpft, daß er einen fiebrigen Schnupfen mit einem entsprechenden „K.O.-Gefühl" entwickelt hatte. Nun erwartete er Hilfe von mir, um seine unaufschiebbare Tagesarbeit und die am nächsten Tag für ihn anstehende

Prüfung trotz des Infektes möglichst erfolgreich erledigen zu können. Ich führte mit ihm eine Vitalisierungssitzung durch, ohne ein Thermogramm von ihm anzufertigen, da hierfür die Zeit fehlte. Nach der Aktivierung seiner Nasenfunktion und einer den Körper entlastenden Bioresonanzsitzung (s.S. 44) sowie einer vitalisierenden Neuraltherapie (s.S. 44) verließ er meine Praxis. Ich hatte ihn für abends jedoch noch einmal in die Praxis bestellt. Er berichtete, daß er nach der morgendlichen Behandlung erheblich gestärkt in sein Büro gefahren sei und daß sich sein Fieber innerhalb einer Stunde von 39 Grad auf 37 Grad verringert habe. Er habe auch meinen Ratschlag befolgt und mittags eine halbe Stunde in seinem Schreibtischsessel tief geschlafen. Auch meinem Wunsch, viel zu lachen (s.S. 47) sei er reichlich nachgekommen. Ich führte am selben Abend erneut eine Nasenaktivierung und eine Magnetfeldbehandlung durch, so daß der Mann nach langem tiefem und erholsamem Schlaf am nächsten Tag mit „freiem Kopf" seine Prüfung antreten konnte und diese schließlich auch bestand.

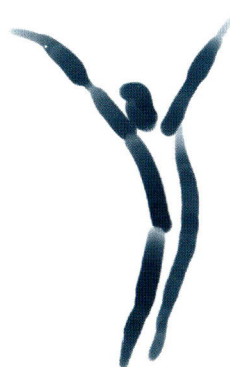

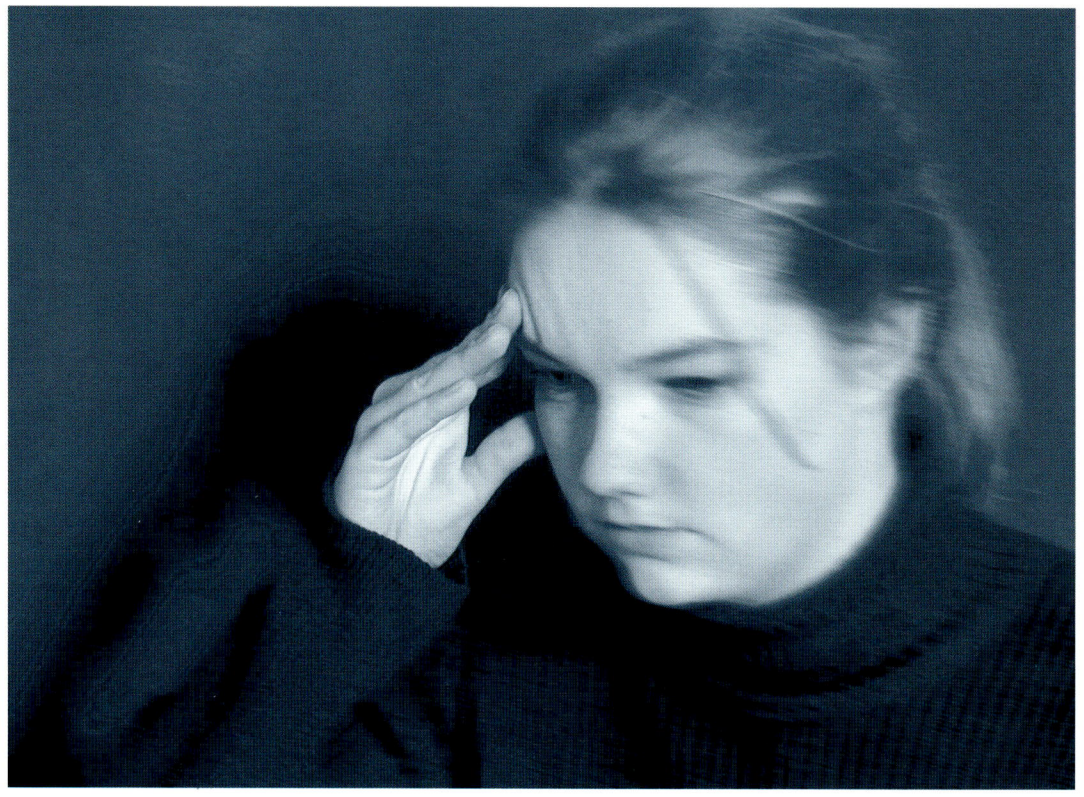

## Wenn man unter Druck steht – die akute Nasennebenhöhlenentzündung

**Ursachen und Symptome:** Für diese akute Erkrankung gelten im Prinzip die gleichen Grundaussagen wie für den Erkältungsschnupfen. Die akuten Nebenhöhlenentzündungen sind meistens bakteriell und deshalb eitrig. Sie führen zu Schwellungszuständen an den Nebenhöhleneingängen, was wiederum zu einer Schwellung der Schleimhäute in den Nebenhöhlen selbst und zu Eiteransammlungen in den Höhlen führt. Ursächlich spielen neben einem ebenfalls vorgeschädigten Abwehrsystem zu enge anatomische Verhältnisse an den Nebenhöhleneingängen eine wesentliche Rolle. Diese Engstellen sind bereits vor der akuten Entzündung klinisch stumm vorhanden gewesen, das heißt sie sind vorhanden gewesen, ohne Symptome hervorzurufen. Nach meinen Erfahrungen belasten enge Nasennebenhöhleneingänge, wie schon beschrieben, die Stoffwechselvorgänge und die Sauerstoffaufnahme durch die Nase, was mittel- oder langfristig zu einer Verschlackung des Körpers und damit unter anderem zu einer erhöhten Anfälligkeit für Infekte führen kann. So ist es möglich, daß diese Nebenhöhlen selbst zum Opfer dieses Prozesses werden, wenn die Entzündung sich hauptsächlich in ihnen selbst abspielt.

Nebenhöhlenentzündungen belasten und schwächen durch die erhöhte Druckbildung den Körper erheblich mehr als ein einfacher Erkältungsschnupfen. Die Betroffenen empfinden in der Regel ein wesentlich ausgeprägteres Krankheitsgefühl und gesunden bei weitem nicht so schnell. Heftige Kopfschmerzen begleiten oft die Entzündung der Nebenhöhlen. Die Temperaturen steigen oft über 39 Grad.

**Therapie:** Abschwellende Nasentropfen sind in diesem Fall dringend angezeigt – wenn auch nur vorübergehend. Auch der Einsatz von Antibiotika ist bei schweren Krankheitsbildern und fortgeschrittenem Vitalitätsverlust des Betroffenen wegen der Komplikationsgefahr einer eitrigen Hirnhautentzündung oder eines Einbruchs der Entzündung in die Augenhöhle großzügiger in Erwägung zu ziehen. Wenn eine eitrig entzündete Nebenhöhle durch eine massive Schleimhautschwellung keinen Eiter mehr in die Nase entleeren kann, vermag die weitere Eiterbildung eine

solche Druckerhöhung in dieser Höhle zu erzeugen, daß ein schwacher oder dünner Knochen zum Beispiel am Übergang von der Keilbeinhöhle zum Gehirn ein Vordringen des Eiters an die Hirnhäute zuläßt. Ein Verzicht auf eine antibiotische Behandlung zugunsten einer lediglich schleimlösenden und den Körper entlastenden Therapie setzt deshalb immer die Beurteilung und Behandlung durch einen erfahrenen Facharzt voraus. Von einer wie auch immer gearteten Eigentherapie ist in solchen Fällen dringend abzuraten.

Auch bei einem Einsatz eines Antibiotikums ist natürlich die unterstützende Behandlung mit den im vorigen Abschnitt beschriebenen, die Selbstheilung aktivierenden Maßnahmen wie Bioresonanz-, Magnetfeld- oder Neuraltherapie sinnvoll.

**Fallbeispiel:** Daß mit einer akuten Nebenhöhlenentzündung nicht zu spaßen ist, läßt sich am Krankheitsverlauf einer 45jährigen Frau nachvollziehen, wie ich ihn im Laufe der Jahre in ähnlicher Form häufiger erlebt habe. Diese Frau wurde während meiner Tätigkeit in der Essener Kruppklinik eines morgens um neun Uhr bewußtlos in die Intensivstation eingeliefert. Von ihr war lediglich bekannt, daß sie noch bis sechs Uhr morgens ihren Dienst als Vorarbeiterin einer Reinigungsfirma mehr oder weniger unauffällig versehen hatte. Weiter war bekannt, daß sie Tage zuvor leichtes Fieber und Kopfschmerzen bekommen, diesem Umstand aber keine besondere Bedeutung beigemessen habe. Auf der In-

**Zuviel Druck zwingt jedes System in die Knie.**

**Druckentlastung kann Wunder wirken.**

tensivstation wurde sie umgehend von internistischer, neurologischer, anästhesiologischer und HNO-ärztlicher Seite untersucht. Die Diagnose lautete Hirnhautentzündung. Eine Hirnwasseruntersuchung ergab die Diagnose einer Pneumokokkeninfektion (Bakterien, die eine Hirnhautentzündung hervorrufen können).

Die Untersuchung der Nasenhaupthöhle zeigte trockene Schleimhäute mit Borkenbildung aber sonst keine akuten Auffälligkeiten. Ein Computertomogramm des Schädels und der Nasennebenhöhlen zeigte eine Verschattung der Keilbeinhöhlen und der Siebbeinzellen, weshalb ich eine sofortige Operation der Nasennebenhöhlen einleitete und durchführte. Aus den Höhlen entleerte sich nach Freilegung wie erwartet viel Eiter.

Der Zustand dieser Frau besserte sich so schnell, wie er sich verschlechtert hatte. Schon am Nachmittag war die Patientin wieder ansprechbar. Am nächsten Tag konnte sie bereits die Intensivstation verlassen, da die Eiterquelle gefunden, sofort operativ behandelt worden war und weiter gezielt antibiotisch behandelt werden konnte.

Solche massiven, aus dem Stand heraus in die tiefe Bewußtlosigkeit abgleitenden Hirnhautentzündungen führen auch heute noch häufig zum Tod oder zu bleibenden, mehr oder weniger ausgeprägten Hirnschäden. Deshalb sollte man mit einer eitrigen Nebenhöhlenentzündung nicht spaßen. Zwar verlaufen die meisten dieser Entzündungen nicht in dieser massiven Form, aber man weiß im Vorhinein eben nicht, bei wem die Entzündung welchen Verlauf nimmt.

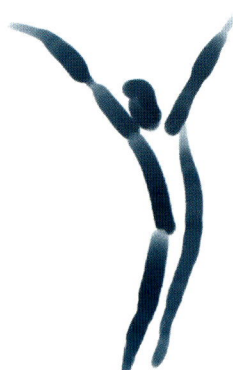

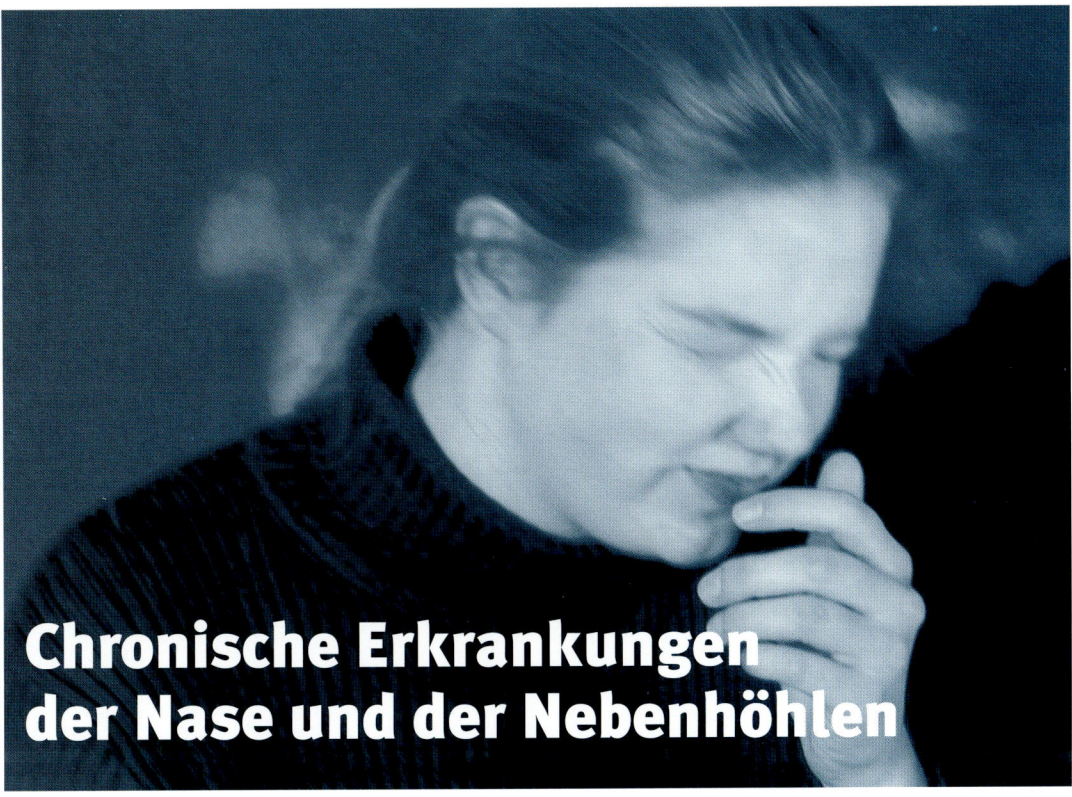

# Chronische Erkrankungen der Nase und der Nebenhöhlen

## Wenn die Nase juckt – allergisch bedingte Störungen

**Ursachen und Symptome:** Die allergiebedingte Beeinträchtigung der Nase äußert sich häufig in einem Anschwellen der Schleimhäute und einer entsprechenden Behinderung der Nasenatmung sowie Niesattacken. Juckreize in der Nase, in den Augen, im Rachen und manchmal ein Hustenreiz in den Bronchien können ebenfalls auftreten. Es gibt allerdings auch chronische Schwellungen und Austrocknungen der Nasenschleimhäute, die ebenfalls auf Allergien zurückzuführen sind, ohne daß die oben beschriebenen Begleitsymptome auftreten. Von Natur aus relativ enge Nebenhöhlen können durch das zusätzliche Auftreten einer Allergie zu chronisch entzündeten Nebenhöhlen führen, wenn die Schleimhautschwellungen durch die Allergie den Abfluß der Nebenhöhlensekrete zusätzlich behindern.

Allergien sind immer Ausdruck eines gestörten Immunsystems und damit Ausdruck einer Reduzierung der Gesamtvitalität, auch wenn viele Allergiker sich subjektiv ansonsten vital fühlen. Bei der allergischen Reaktion des Körpers kommt es zu überschießenden Aktionen des Immunsystems zum Beispiel gegen Blütenpollen oder Hausstaub oder gegen andere Stoffe der Umwelt. In der Medizin werden verschiedene Formen unterschieden, deren Einzelheiten aufzuführen, den Umfang dieses Ratgebers sprengen würde.

Die Nase ist vor allem von einem Allergietyp betroffen, der zum Beispiel von Gräserpollen ausgelöst wird und mit der übermäßigen Ausschüttung eines besonderen Körperbotenstoffes, des Histamins, einhergeht. Dieses Histamin führt mit der gleichzeitigen Steigerung der lokalen Durchblutung zu einer Schwellung der Schleimhäute und zu dem häufig auftretenden Juckreiz, der wiederum den Niesreiz auslöst. Der Niesreiz ist als Versuch des Körpers zu verstehen, möglichst viele Pollen aus der Nase herauszuschleudern. Nach meinem Verständnis reagiert das Immunsystem maßgeblich wegen eines Vitalitätsverlustes so überschwenglich. Deshalb liegt der therapeutische Ansatz vieler naturheilkundlicher Therapeuten in einer Entlastung des Immunsystems. Die von mir anvisierte Stärkung der Gesamtvitalität kommt dem Immunsystem ebenfalls zugute. Nach meiner heutigen Ein-

schätzung hält das Immunsystem die Fähigkeit bereit, in der Phase einer Überforderung allergisch reagieren zu können, um so zu versuchen, sich zum Beispiel der „unerträglichen" Pollen durch heftige Niesattacken zu entledigen. Daß die Gesamtvitalität bei Allergien eine Rolle spielen muß, wird unter anderem dadurch bestätigt, daß die Allergieneigung bei Betroffenen zurückging bzw. beseitigt werden konnte, nachdem sie im Rahmen einer psychotherapeutischen Behandlung kraftraubende Dauerkonflikte lösen konnten. Auch die Erfolge meiner vitalitätssteigernden Behandlung sprechen dafür ebenso wie die Erfahrung, daß Menschen in gereiftem Alter ihre Allergien von selbst verlieren können, möglicherweise durch die Gelassenheit des Alters. Auch die Tatsache, daß bei allergisch belasteten Asthmatikern die Asthmaanfälle besonders in Streßsituationen auftreten, spricht für eine derartige Vernetzung.

**Therapie:** Für die Behandlung stehen verschiedene Möglichkeiten zur Verfügung. Entweder man behandelt die Allergie mit antiallergischen Medikamenten (zum Beispiel Lisino®, Zyrtec®, Allergodil®, um nur einige zu nennen) bis hin zum Cortison in ausgeprägten Fällen, oder man führt in der nicht akuten Phase eine sogenannte über mehrere Monate verlaufende Hyposensibilisierung durch. Die Hyposensibilisierung zielt darauf ab, die Reaktionen des Körpers bei einem erneuten Kontakt mit dem allergieauslösenden Stoff abzuschwächen. Ergibt sich später eine Allergie gegen einen anderen Stoff, dann muß die Behandlung gegen diesen

Allergieauslöser in gleicher Weise erneut durchgeführt werden. Viele Therapeuten berichten über beachtliche Erfolge in der Allergietherapie durch Akupunktur. Immer mehr Ärzte bedienen sich dieses Verfahrens.

Ganzheitlich betrachtet, weist der gesamte Allergiekomplex noch eine Vielzahl weiterer Facetten auf. So findet man bei fast allen Allergikern Unverträglichkeiten gegen bestimmte Nahrungsmittel, eine gestörte Darmfunktion, eine reduzierte Sauerstoffaufnahme durch die Nase und häufig auch tieferliegende psychische Konflikte. Viele Menschen haben ihre allergische Neigung durch eine rein psychotherapeutische Behandlung oder psychotherapeutische Trainings überwunden, was den möglichen Zusammenhang zwischen dem Auftreten einer Allergie und psychischen Komponenten beweist. Nicht umsonst hat sich in letzter Zeit auch in der klassischen Forschung eine Richtung etabliert, die sich Neuroimmunologie nennt und den Zusammenhang zwischen der Funktion des Immunsystems, der Psyche und dem vegetativen Nervensystem untersucht.

Zur Behandlung von im Nasenbereich betroffenen Allergikern und zur Wiederherstellung ihrer Gesamtvitalität versuche ich zunächst, die wichtigsten, dominanten Energieblockaden zu beseitigen, um den Rest den wiederhergestellten Kräften der Eigenregulation und Selbstheilung zu überlassen. Die Schwerpunkte meines therapeutischen Vorgehens liegen entsprechend den Ergebnissen der Thermographie (s.S. 38 ff.) in der Behandlung der Lebensmittelunverträglichkeiten mit der Bioresonanztherapie, in der Optimierung der Darmfunktion mittels Ernährungsumstellung und gegebenenfalls in der medikamentösen Symbioselenkung bei bakteriellen Fehlverteilungen im Darm. Da viele Allergiker eine behinderte Nasenatmung haben, lassen sich die Behandlungsergebnisse durch eine operative Verbesserung der Nasenfunktion optimieren. Eine solche Operation sollte möglichst in einer nicht akuten Allergiephase erfolgen. Bei vielen Allergikern spielen auch Veränderungen an den Zähnen und entzündliche Veränderungen des Kieferknochens zum Beispiel bei wurzelbehandelten Zähnen eine allergieunterstüzende Rolle. Der Anstoß zur eigenen Überprüfung von psychologischen oder geistigen Blockaden und gegebenenfalls eine Hilfe bei der Analyse durch einen Psychotherapeuten verkürzen die Behandlungsdauer in aller Regel deutlich. Mit diesen entlastenden und die Gesamtvitalität steigernden Maßnahmen lassen sich die Beschwerden vieler Allergiker reduzieren oder beseitigen. Natürlich gelingt dies längst nicht in allen Fällen. Insbesondere sinkt die Erfolgsquote bei fortgeschrittenen, Atemnot und angstauslösenden Allergieformen.

**Fallbeispiel:** Eine 28jährige Frau, die jedes Frühjahr unter erheblichen Allergiebeschwerden in der Nase und in den Augen durch Birkenpollen litt, bat mich vor einigen Jahren um Hilfe. Sie wollte keine umfangreichen Untersuchungen, sondern eine schnelle und möglichst erfolgreiche Behandlung.

Eine bei ihr bestehende Unverträglichkeit gegen Kuhmilch, von der sie bis dahin nichts be-

**Das Beseitigen dominanter Energieblockaden ist der wichtigste Bestandteil der Therapie gegen Allergien im Nasenbereich.**

merkt hatte, wurde mit vier Bioresonanzsitzungen behandelt. Gleichzeitig erfolgten sechs Akupunkturbehandlungen. Diese Frau war allein durch diese beiden Maßnahmen zwei Jahre lang völlig beschwerdefrei.

Anschließend traten allerdings erneut erste Allergieerscheinungen auf, verbunden mit leichten Erschöpfungserscheinungen und Müdig-

keitsanfällen. Diesmal wünschte sie aus eigenem Antrieb eine umfassendere Abklärung mittels einer Thermographie. Hier zeigten sich neben leichten Regulationsblockaden im Leber- und Darmbereich zwei regulationsblockierte Zähne. Diese Zähne wurden entsprechend behandelt. Anschließend erfolgten erneut vier Bioresonanzsitzungen. Sie ist bis heute beschwerdefrei.

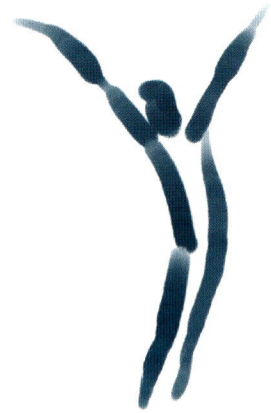

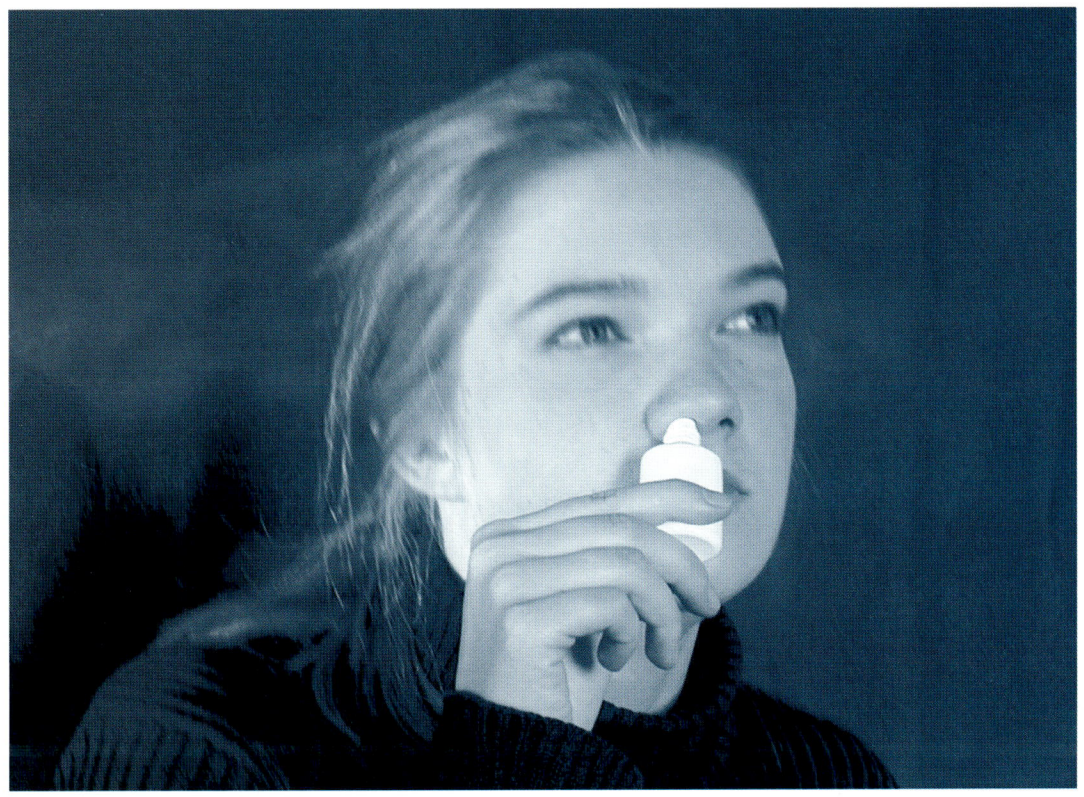

**Wenn man die Nase voll hat – die chronische Schwellung der Schleimhäute**

**Ursachen und Symptome:** Die chronische Schwellung der Nasenschleimhäute ist ein komplexes Krankheitsbild mit verschiedensten Ursachen, deren Erforschung noch längst nicht abgeschlossen ist. Sie macht sich symptomatisch an einer dauerhaften Behinderung der Nasenatmung bemerkbar. Eine Allergie kann eine der möglichen Ursachen sein. Der regelmäßige Gebrauch von abschwellenden Nasentropfen kann einen Gewöhnungseffekt und schleimhautschädigende Wirkungen auslösen und ebenfalls zu einer Dauerschwellung führen. Meist finden sich in diesen Fällen auch anatomische Behinderungen der Nasenatmung wie eine schiefe Nasen-

**Wer die Nase voll hat, findet keine Befriedigung.**

scheidewand oder durch länger dauernde, schleichende Entzündungen oder andere, nicht bekannte Reizungen gewucherte Nasenmuscheln. Aber auch aus den Nebenhöhlen in die Nasenhaupthöhle gewachsene Polypen (Schleimhautwucherungen, die auf dem Boden einer chronischen Entzündung oder einer Allergie entstehen) können die Ursache sein. Psychische Störungen, besonders solche im Sexualbereich, können nicht selten eine Mitursache sein. Durch die Dauerschwellung der Nasenschleimhaut herbeigeführte Einengungen der Nebenhöhlenausführungsgänge können den Prozeß durch schleichende, kaum bemerkbare Dauerentzündungen in den Nebenhöhlen unterhalten und fördern. Oft führen auch Störfelder an den Zähnen zu Dauerschwellungen. Und auch mögliche Darmfunktionsstörungen wie Gärungsprozesse oder Bakterienfehlverteilungen sind ursächlich zu berücksichtigen.

**Therapie:** Die Computertomographie hilft beim Aufspüren schleichender Entzündungsprozesse, besonders in den Siebbeinzellen, in denen diese Prozesse gehäuft zu finden sind. Die Thermographie (s.S. 37 ff.) hilft bei der Abklärung von Schwerpunktbelastungen weiter. Je nach Ursachenschwerpunkt ist eine eher chirurgische oder eher stoffwechselaktivierende Therapie, zum Beispiel durch eine eiweißreduzierte Ernährung bei Darmfäulnisprozessen oder eine Anhebung der Trinkmenge auf drei Liter pro Tag, angezeigt. Nasenpolypen müssen meist chirurgisch entfernt werden. Bei vielen Menschen haben sich die Polypen durch eine vorübergehende Cortisonbehandlung zurückgebildet, was auf die allergische Komponente hinweist. In anderen Fällen hilft eine Begradigung der Nasenscheidewand und eine Kappung der gewucherten Nasenmuscheln. Man muß jedoch darauf hinweisen, daß Polypen sich auch nach Operationen neu entwickeln und Nasenmuscheln erneut anschwellen können. Bewährt hat sich meinen Erfahrungen zufolge eine Kombination aus einer die ganzheitlichen Rahmenverhältnisse optimierenden Vorgehensweise und einem chirurgischen Eingriff. Wenn einige Zeit nach einer Operation die gleichen Wucherungen wieder auftreten, dann zeigt sich daran, daß die Folgen einer körperlichen Fehlsteuerung zwar operativ beseitigt, die Ursachen aber nicht angegangen worden sind, weshalb es zu erneuten Wucherungen kam.

**Fallbeispiel:** Eine 35jährige Frau klagte über ständige Schleimhautschwellungen in der Nase und über schnelles Ermüden. In der Nase zeigte sich eine verdickte und schiefe Nasenscheidewand und eine zur Trockenheit neigende Schwellung der Nasenmuscheln. Die Computertomographie erbrachte keinen auffälligen Befund, ein Allergietest war ebenfalls unauffällig. In der Thermographie zeigten sich mäßige Regulationsstarren, die sich aber durch wenige Aktivierungsimpulse in der Nase und an Neuraltherapiepunkten des Halses auflösten. Dies zeigte, daß der Körper insgesamt eine noch gute Eigenregulationsfähigkeit besaß. Wir führten eine zweimalige neuraltherapeutische Behandlung (s.S. 44) zur Steigerung der Gesamtvitalität und zur Auflösung der Müdigkeit durch. Ich riet ihr, einmal pro Woche einen Reistag einzulegen, um ihren Verdauungstrakt zu entlasten, und viel zu trinken.

In einem anschließenden Gespräch gab die junge Frau auf entsprechendes Befragen hin an, eine intakte Partnerschaft und ein regelmäßiges Sexualleben zu führen. Nach eingehenderer Befragung stellte sich jedoch heraus, daß sie ihr Sexualleben mit ihrem Partner als nicht befriedigend empfand. Ich empfahl ihr, dieses Thema in Ruhe und offen mit ihrem Partner zu besprechen, um die ansonsten harmonische Beziehung in dieser Hinsicht zu reaktivieren. Es mag seltsam klingen, aber diese beiden Sitzungen und die Anregung, sich auch mit den privaten Problemen auseinanderzusetzen, reichten aus, die Schleimhautschwellungen und das körperliche Gesamtbefinden der jungen Frau nachweislich zu verbessern. Sie war offensichtlich mit ihrem Leben zuvor nicht glücklich gewesen, ohne sich darüber im klaren gewesen zu sein. Daß sie ihre – in diesem Fall sexuell bedingte – latente Unzufriedenheit aktiv anging und mit ihrem Partner erfolgreich nach einer Lösung suchte, war für den Erfolg des gesamten Behandlungsbündels außerordentlich wichtig. Von Vorteil für den Behandlungserfolg war sicherlich auch, daß es sich um eine couragierte und engagierte Frau handelte, der es gelang, ihre psychischen Blockaden selbst zu erkennen und mit ihrem Partner zu lösen. Vielen Menschen wird dies ohne eine entsprechende psychotherapeutische Hilfestellung nicht gelingen. In diesen Fällen ist im Sinne der im Vorwort beschriebenen Vitalpartnerschaft ein Zusammenwirken von behandelndem HNO-Arzt, Psychotherapeut und Patient wünschenswert.

Die bei der betreffenden Frau nach zwei Monaten zunächst noch verbliebene Restneigung zu vorzeitiger Müdigkeit verschwand eine Woche nach einer die Sauerstoffaufnahme und die Druckregulierung optimierenden ambulanten Nasenoperation.

Chronische Schleimhautschwellungen sind, darüber dürfen solche Erfolge nicht hinwegtäuschen, oft schwer zu therapieren. Die Schulmedizin bietet kaum ursächliche Therapieansätze an, und Naturheilkundler versuchen sich oft über lange Zeit erfolglos an einem solchen Krankheitsbild. Nur eine ganzheitliche Sichtweise und viel Erfahrung helfen bei einer solchen Störung mit so vielen möglichen Ursachenvarianten weiter. Sicher hätte eine Operation ohne die Lösung des psychischen Problems nicht annähernd eine so gute Wirkung gezeigt. Andererseits stellt sich die Frage, ob diese Frau ohne die vitalitätssteigernde Neuraltherapie vorweg bereit und in der Lage gewesen wäre, so offen auf meine Fragen zu antworten und ihr Problem so konsequent anzupacken. Und ohne Kenntnisse und Erfahrungen im Umgang mit den Ergebnissen des Thermogramms hätte ich sicher nicht gespürt, daß hier die Hauptursache nicht im körperlichen Bereich lag, stellt die Schleimhautschwellung doch zunächst und vor allem ein rein körperliches Problem dar. Darüber hinaus schien die Psyche dieser Frau auf den ersten Blick auch noch völlig unauffällig.

**Je differenzierter die ganzheitliche Ursachenforschung, desto erfolgreicher die ursächliche Behandlung.**

An diesem Fallbeispiel läßt sich besonders deutlich die seit vielen Jahren von mir in meiner Praxis gemachte Erfahrung nachvollziehen, daß sich die erfolgreiche Behandlung und Aktivierung eines Menschen besonders dann erfolgreich gestaltet, wenn Diagnose und Therapie nicht nur auf die körperlichen Symptome beschränkt bleiben, sondern die psychischen und geistigen Ebenen mit einbeziehen. Es ist bisweilen faszinierend zu beobachten, mit welch geringen Impulsen sich dann auch chronische, häufig schwer therapierbare Störungen auflösen lassen.

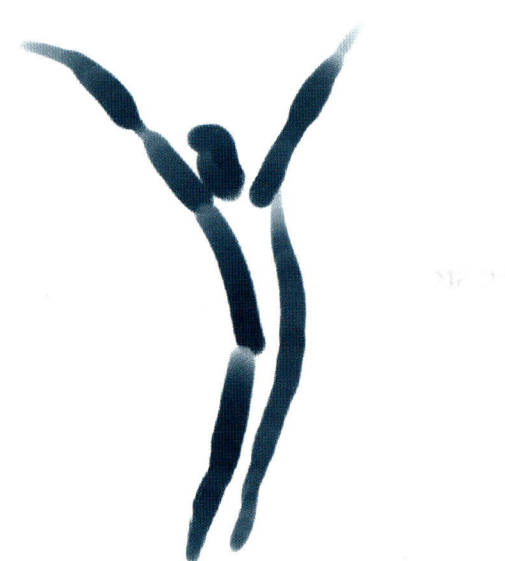

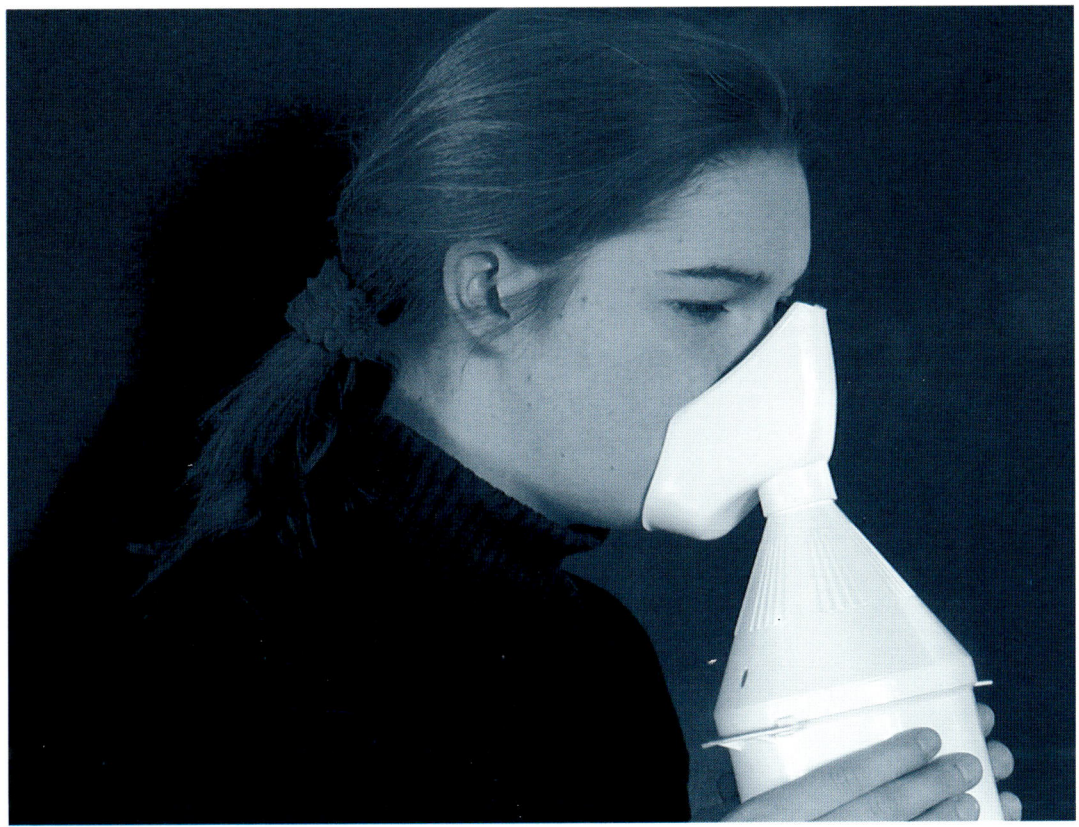

**Wenn die Nase zur Wüste wird – die chronisch trockenen Schleimhäute**

**Ursachen und Symptome:** Das chronische Ausgetrocknetsein der Nasenschleimhäute ist sehr weit verbreitet und wird von vielen Menschen gar nicht mehr wahrgenommen. Männer sind nach meiner Erfahrung wesentlich häufiger betroffen als Frauen. Die Austrocknung der Schleim-häute in der Nase geht häufig mit der Trockenheit der Schleimhäute anderer Bereiche (des Rachens, oft auch des Genitalbereiches) einher. Meist ist eine nicht vollständig ausgeheilte Entzündung der Nase oder der Nebenhöhlen der Auslöser der beginnenden Trockenheit, allerdings häufig auf dem Boden eines schon vor der Entzündung nicht intakten Stoffwechsels und Immunsystems mit daraus resultierendem Gesamtvitalitätsverlust. Der übermäßige Genuß von Alkohol, Nikotin und Kaffee und die dadurch geförderten Funktionseinbußen von Leber, Magen und Nieren fördern die Austrocknung. Nikotin trocknet die Nasenschleimhäute aus. Alkohol belastet bekanntermaßen die Leber. Reichlicher Kaffeegenuß reizt den Magen und führt, wenn nicht gleichzeitig viel Wasser getrunken wird, offensichtlich zu einer verminderten Spülung der Nieren, weshalb in der Naturheilkunde der Kaffeegenuß nicht zur täglichen Trinkmenge gezählt wird. Vielleicht ist dies mit ein Grund, warum in den traditionellen Wiener Kaffeehäusern zu jeder Tasse Kaffee ein Glas Wasser serviert wird.

Auch eine Reihe von Medikamenten aus dem Bereich der Herz- und Kreislauftherapie sowie aus der Gruppe der Psychopharmaka führen zur vermehrten Austrocknung der Schleimhäute. Es kommt zu Störungen der Atmung, da die eingeatmete Luft nicht in vollen Zügen an der feuchten, weichen Schleimhaut entlanggleitet, sondern sich statt dessen an der durch die Trockenheit hervorgerufenen Härte der spröden Schleimhaut reibt und zu einer bremsenden Wirbelbildung neigt. Dieses Bremsverhalten der Schleimhaut führt zu einem verminderten Transport von Sauerstoff in die Bronchien und in die Lunge, deren Schleimhäute wegen der fehlenden Luftanfeuchtung in der Nase ebenfalls zur Trockenheit neigen und damit den Luftstrom bremsen.

Dadurch wird die Aufnahme des mengenmäßig sowieso schon vermindert zur Lunge transportierten Sauerstoffs ins Blut noch mehr eingeschränkt, so daß eine optimale Sauerstoffversorgung des Blutes und damit des ganzen Menschen nicht mehr gewährleistet ist. Die Folgen bestehen in der Regel in der Einschränkung einzelner Organfunktionen und in einem von vielen Menschen subjektiv verspürten Vitalitätsverlust.

Doch es gibt andererseits auch viele Betroffene, die sich zuvor bereits freiwillig einer Einschränkung ihrer Fähigkeiten, ihrer Sinne und ihres kreativen Potentials unterworfen haben, um mehr oder weniger ein Ziel zu verfolgen, zum Beispiel das, Geld zu verdienen und Karriere zu machen. Sie sorgen so dafür, daß sie sich in dem nun eingeengten Rahmen wieder vital fühlen. Sie passen also ihre Standards ihren Kräften an und nicht umgekehrt. Diese Menschen fühlen sich in ihrer Eindimensionalität subjektiv fit und vital, da ihre Kräfte zur Realisierung dieses einen Ziels ausreichen. Der durch eine chronisch trockene Nase ursächlich hervorgerufene Vitalitätsverlust macht sich bei solchen Menschen häufig erst dann bemerkbar, wenn sie – zum Beispiel in der bekannten Midlife-Crisis – gewillt sind, erneut ein Leben unter Einsatz all ihrer Sinne und der damit einhergehenden Vielfalt der Erlebnisfähigkeit zu führen.

Neben der beschriebenen Einschränkung der Sauerstoffaufnahme führt die Trockenheit der Nase mit ihrer Neigung zur Borkenbildung oft auch zu einer Einengung vor den Nebenhöhlen und damit zur Bildung falscher Druckverhältnisse mit den sich daran möglicherweise anschließenden Folgeproblemen (s.S. 28 ff.).

Ein besonderes Problem können die trockenen Nasenschleimhäute und die sich daraus möglicherweise entwickelnden gestörten Druckverhältnisse für psychiatrisch behandelte Menschen darstellen, denn die meisten Psychopharmaka fördern die Austrocknung der Schleimhäute und schränken darüber hinaus durch zusätzlich ausgelöste Verdauungsstörungen die Ausscheidung der Giftstoffe im Rahmen des allgemeinen Verschlackungsprozesses (s.S. 19 ff.) ein, die wiederum unter anderem in den Schleimhäuten abgelagert werden und die Austrocknung fördern. Auf der einen Seite benötigen diese Menschen diese Pharmaka, andererseits schaden sie ihnen.

Einer trockenen Nasenschleimhaut liegt ein Bündel von Störungen zugrunde. Gleichzeitig kann eine trockene Nase durch ihre Vitalitätseinschränkung wiederum eine Kette neuer Störungen einleiten. Diese Störungen verstärken sich mit der Zeit so sehr, daß nur noch sehr schwer zwischen Ursachen und Folgen zu unterscheiden ist. Das macht es entsprechend schwierig, einen erfolgreichen Behandlungsansatz zu finden. Zumal gerade die Auswirkungen der trockenen Nase einen ungünstigen Einfluß auf die Psyche und das Denken nehmen können. Denn die Vitalitätsminderung, die im Laufe der Zeit durch eine trockene Nase und die dadurch eingeschränkte Sauerstoffversorgung eintritt, entwickelt sich meist schleichend. Sie ist aber im Entstehungsprozeß vieler Erkrankungen nicht zu unterschät-

zen. Gerade bei psychischen Störungen aus dem depressiven Formenkreis und dem Bereich der Ängste mag eine begleitende Vitalitätstherapie mit einer Aktivierung der Nasenfunktion die Ergebnisse psychotherapeutischer Behandlungen deutlich verbessern. Denn gerade in diesen beiden Gruppen fehlt es den betroffenen Menschen oft genug an der nötigen Kraft, ihre über die Therapie gewonnenen Einsichten in tatsächliche Änderungen ihrer Lebensführung umzusetzen. Hierin liegt das besondere Potential einer vitalitätssteigernden, begleitenden Behandlung.

Therapie: Es ist schwer, hier eine einheitliche Therapieempfehlung zu geben. Manche Menschen erreichen eine Besserung der subjektiven Atembeeinträchtigung durch pflegende Nasensalben oder durch milde Salzwasserlösungen mit einer Konzentration, die in etwa der Spitze eines Teelöffels auf ein Glas Wasser entspricht (ca. zweimal am Tag über einen Zeitraum von etwa zwei bis drei Wochen). In Apotheken erhalten Sie aber auch besondere Salzlösungen wie zum Beispiel das Rhinomer®-Meerwasserspray und das bekannte Emser Salz®. Oft helfen bereits Änderungen der Lebensgewohnheiten in bezug auf Kaffee-, Alkohol- und Nikotinkonsum. Da sich meistens eine eingeschränkte Ausscheidungsfunktion als Folge der trockenen Nase ergibt, haben sich meiner Erfahrung nach in leichteren Fällen dreitägige Körperentlastungs- und Entschlackungstage mit Pellkartoffeln, gedünstetem Gemüse und – soweit verträglich – rohem Sauerkraut alle zwei bis drei Wochen sehr gut be-

**Entweder man paßt sein Leben seiner Nase an, oder man optimiert über die Nase sein Leben.**

währt. Bei fortgeschrittenerem Vitalitätsverlust führe ich als erstes eine Thermographie durch, um Schwerpunkte der Regulationseinschränkungen herauszufinden und von diesen aus das meist komplexe Störgeschehen anzugehen. Die Variationen sind hier so vielfältig, daß sich keine allgemeingültige Strategie darstellen läßt.

**Fallbeispiel:** Einen weiteren Aspekt der trockenen Nase möchte ich Ihnen am folgenden Fallbeispiel aufzeigen. Es geht um das nächtliche Schnarchen mit Atempausen, das sogenannte Schlafapnoesyndrom. Hierbei kommt es zu längeren Atempausen während des Schnarchens, was eine erhebliche Beeinträchtigung der Sauerstoffaufnahme zur Folge hat. Sehr häufig zeigen die betroffenen Menschen auch trockene Nasen- und Rachenschleimhäute. So wie der 52jährige Mann vom Niederrhein, der mir bei unserer ersten Begegnung erzählte, daß bei ihm im Rahmen einer ambulanten Schlafüberwachung ein ausgeprägtes Schlafapnoesyndrom festgestellt worden sei und daß er sich zur Anpassung an ein nachts anzulegendes Beatmungsgerät in ein Schlaflabor begeben solle. Doch weder er noch seine Frau waren bereit, den Rest ihres Lebens mit einer Beatmungshilfe zu Bett zu gehen. Sie hatten zudem bei ihren Nachbarn erlebt, welche Unannehmlichkeiten ein solches Gerät für den Betroffenen, seine Partnerin und für die Beziehung mit sich bringen kann. Andererseits litt dieser Mann unter einer erheblichen Tagesmüdigkeit, einem allgemeinen Leistungsabbau, depressiven Verstimmungen und einem Verlust an Vitalität in seiner Beziehung. Er sah selbst den dringenden Handlungsbedarf, wollte von mir aber wissen, ob es keine Behandlungsalternativen gebe.

Die Computertomographie zeigte eine schleichende Entzündung in den Siebbeinzellen und eine schiefe Nasenscheidewand. Die Schleimhäute der Nase und des Rachens waren sehr trocken. Im Thermogramm konnte ich gestörte Meßwerte der Ober- und Unterbauchorgane und damit eine gestörte Ausscheidung nachweisen, was diesen Mann verwunderte, da er glaubte, sein regelmäßiger Stuhlgang spreche für eine gute Verdauung. An die zum Teil unangenehm riechenden Flatulenzen hatte er sich im Laufe der Jahre gewöhnt. Nach der entsprechend der Werte in seinem Thermogramm erfolgten Aktivierung seiner Nase und seines Körpers spürte der Mann einen so deutlichen Vitalitätsschub, daß sich seine Müdigkeit und seine depressive Stimmung völlig auflösten, was sich auch an der Verbesserung seiner Werte im Thermogramm schön dokumentieren ließ, indem die vorher an verschiedensten Meßarealen erkennbaren Starren sich in der Drittmessung auflösten (s.S. 38 ff.). Selbst der Tinnitus, der ihn drei Jahre geplagt hatte, war verschwunden. Diese Erfahrung, daß er so plötzlich und erstmals seit langer Zeit wieder im Vollbesitz seiner Kräfte war und daß er so gut gelaunt war, wie lange nicht mehr, setzte in ihm den Willen und die Kraft frei, weiter an sich zu arbeiten. Er wollte aus seiner zuvor von ihm gepflegten Opferrolle heraustreten und von mir wissen, wie er seine Vitalität erhalten und ausbauen könne. Daß sein regelmäßiger abendlicher Alkoholkonsum für sein Wohlbefinden am nächsten Tag nicht förderlich war und daß es ihm schwer fiel, auf das Bier zu verzichten, daß sein reichlicher Kaffeegenuß von etwa acht bis zehn Tassen pro Tag des öfteren seinen Magen reizte, das war ihm alles schon längere Zeit klar. Von seinen ihn zuvor behandelnden Ärzten hatte er immer wieder gehört: „Sie müssen sich ändern." Jetzt, nachdem er seine Potentiale wieder spürte und sich vital fühlte, wollte er sich und seine Gewohnheiten, besonders seine Eßgewohnheiten, ändern.

Wir führten vier Vitalisierungssitzungen (s.S. 44 f.) im Abstand von drei bis vier Tagen durch, dann nahm ich eine operative Begradigung der Nasenscheidewand und eine ambulante Freilegung der Siebbeinzellen vor, das heißt, der Eingang der Siebbeinzellen wurde mit einer feinen Stanze erweitert, um die Ausheilung der chronisch entzündeten Siebbeinschleimhäute durch eine bessere Höhlenbelüftung zu fördern. Eine Woche nach diesen Eingriffen konnte der Mann nachts durchschlafen, war bester Laune und ohne Ohrgeräusch. Auch seine Schleimhäute wurden zunehmend feuchter. Seine Frau konnte berichten, daß er nicht mehr schnarche, daß sie keine Atempausen mehr feststellen könne, daß er nach zwei Jahren sogar wieder ins eheliche Schlafzimmer eingezogen sei. Und überhaupt sei ihre Beziehung insgesamt wieder lebendiger.

Den vorgesehenen Termin im Schlaflabor nahm er trotzdem wahr. Später berichtete er mir, daß ihn der untersuchende Arzt am nächsten Morgen um Verzeihung bat: Die Diagnosegeräte seien wohl defekt, da keine Atempausen registriert worden seien. Doch auch in der nächsten Nacht schlugen die Geräte nicht an.

Nachdem der Patient, nicht ohne sich über die Reaktion des Schlaflaborarztes zu amüsieren, von der zuvor erfolgreich durchgeführten Therapie erzählte, versetzte dies sein Gegenüber in großes Erstaunen, gelten doch nach gängiger Lehrmeinung solche Atempausen als ursächlich nicht behandel- und heilbar.

Auch dieses Beispiel zeigt stellvertretend für viele hundert Fälle, in denen ein ganz ähnlicher Verlauf zu beobachten war, daß eine entsprechende HNO-Behandlung in Verbindung mit Therapien, die der Vitalisierung dienen, eine sehr erfolgreiche Behandlungskombination darstellen, die geistige und psychische Prozesse zu aktivieren in der Lage ist und so schließlich zu einer neuen, aktiven Lebensführung der Patienten beitragen kann. Der Vollständigkeit halber sei angemerkt, daß Schnarchen auch ganz andere Ursachen haben kann. Darüber hinaus möchte ich anfügen, daß eine chronisch trockene Nase besonders dann schwer zu behandeln ist, wenn die Nasenschleimhäute bereits in Rückbildung begriffen sind, was man medizinisch als Atrophie bezeichnet.

**Ein erstaunlicher Erfolg: Nächtliche Schlaf- und Atemstörungen sind mit einer Therapiekombination behandelbar.**

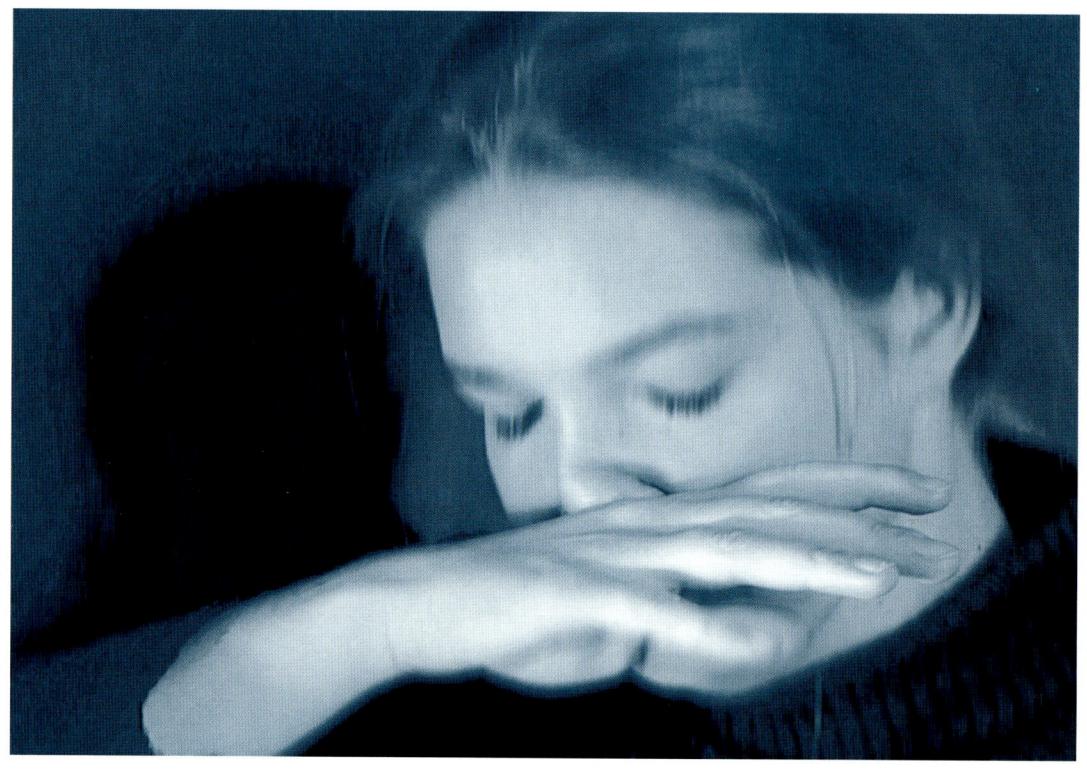

## Wenn das Faß überläuft – die chronisch eitrige Nase

**Ursachen und Symptome:** Eine chronisch eitrige Nase produziert und sondert ständig ein eitriges Sekret ab – für die Betroffenen eine ausgesprochen unangenehme Angelegenheit. Hinter dieser Sekretion steckt in aller Regel eine chronische Entzündung der Nasennebenhöhlen. Insgesamt weisen die meisten chronisch eiternden Nasen eine Behinderung der Nasenatmung durch Engstellen vor den Nasennebenhöhleneinführungsgängen, durch Schwellungen der Nasenmuscheln oder durch eine verdickte, verbogene Nasenscheidewand auf. Nicht selten bilden die Nasennebenhöhlenschleimhäute Wucherungen, die man als Nasenpolypen bezeichnet und die in die Nasenhaupthöhle hineinwachsen und so die Durchgängigkeit für die Atemluft beeinträchtigen, ja oft vollständig blockieren. Auch das Riechvermögen wird dadurch meistens deutlich eingeschränkt. Diese ständig ablaufenden Entzündungsprozesse belasten das Immunsystem sehr und schwächen die Gesamtvitalität der Betroffenen.

**Therapie:** Antibiotische Behandlungen sind bei dieser Erkrankung in der Regel keine Lösung. Zwar lassen sich gelegentliche Verbesserungen der Eiterung erzielen, aber das chronische Problem der vermehrten, meist eitrigen Nasensekretion läßt sich damit auf Dauer oft nicht beheben. Schleimlösende Medikamente können den häufig zähen Sekretfluß mit Borkenbildung in einigen Fällen verbessern, so daß sich die Sekrete nicht allzu stark zurückstauen und die Nase dadurch freier wirkt. Pflegende Nasensalben können das Wundgefühl in der Nase günstig beeinflussen. Nasenspülungen mit leicht salzhaltigen Lösungen (etwa die Spitze eines Teelöffels auf ein Wasserglas) können ebenfalls Linderung bringen. Besonders komfortabel für diese Spülvorgänge sind zum Beispiel die in Apotheken erhältlichen Siemens-Nasenduschen®. Salzhältige Lösungen können bei einigen Menschen aber auch zur Schleimhauttrockenheit führen. Deshalb sollte jeder für sich prüfen, ob er diese Spülungen einmal am Tag oder öfter durchführen kann. Operationen der Nasennebenhöhlen mit Freistanzen der Nebenhöhleneingänge zur Nase zeigen zum Teil sehr gute Erfolge. Nicht selten eitern jedoch auch die operierten Nasen weiter.

Interessante Behandlungsergebnisse erzielt man, wenn man die Betrachtungsweise ändert.

Normalerweise wird die Ursache für eine chronische Naseneiterung in der Nase selbst gesucht. Entsprechend richten sich die Therapieansätze auf die Nase selbst. Ändert man nun die Betrachtungsweise und fragt, was vielleicht im Gesamtkörper falsch läuft und dadurch die Nase zur ständigen Sekretion anhält, kommt man zu ganz anderen Behandlungsansätzen. So kann man im Thermogramm dieser Menschen in der Regel Störungen des Regulationsverhaltens an den Zähnen und im Bereich von Darm, Leber und Niere feststellen. Wenn in diesen Stoffwechsel- und Ausscheidungsorganen Regulationsblockaden vorliegen, dann kommt es in aller Regel zu Störungen der Ausscheidungsprozesse in Darm, Leber und Niere. Diese Ausscheidungsstörungen scheinen die Karies- und Parodontosebildung an den Zähnen, sowie entzündliche Veränderungen in den Kieferbereichen zu fördern, in denen die betroffenen Zähne wurzeln. Dadurch scheint es wiederum zu negativen Wechselwirkungen von den Zähnen zu den Nasennebenhöhlen und zu den Ausscheidungsorganen zu kommen.

Meinen Erfahrungen zufolge trägt bei den meisten Menschen mit chronischen Naseneiterungen die verminderte Funktion der Nase zu entsprechenden Störungen in Darm, Leber, Niere und Zähnen bei. Dadurch wird wiederum der Entschlackungsprozeß eingeschränkt, so daß sich der Körper einen Ausweg über die Nasennebenhöhlen zu suchen scheint. Er nutzt die Schleimhaut der Nebenhöhlen als Ventil, um sich der angesammelten Schlacken zu entledigen.

Auch hier ist es wie bei der trockenen Nase oft schwierig, zwischen Ursache und Wirkung zu unterscheiden. Nach diesem Verständnis liegt das Problem also darin, daß die Nase Aufgaben erfüllen muß, für die sie eigentlich nicht vorgesehen und nicht zuständig ist. Daß viele chronische Eiterungen verschwinden, wenn die Veränderungen und Regulationsstörungen an den Zähnen und an den Ausscheidungsorganen beseitigt sind und damit die Ausscheidung wieder über ihren normalen Weg läuft, legen diese Vermutung zumindest sehr nahe. Und darin ist wohl auch der Grund zu sehen, warum in solchen Fällen eine Nasenoperation die chronische Naseneiterung nicht beseitigen kann. Für die Behandlung einer chronischen Eiterung der Nase sollten also durchaus auch ein ganzheitlich ausgerichteter Zahnarzt und ein Darmspezialist mit einbezogen werden.

Diesem Verständnis zufolge wäre die chronische Naseneiterung eine Vorstufe zur chronisch trockenen Nase, und zwar insofern, als bei der chronisch eiternden Nase die gestörte Ausscheidung noch über das „Überlaufventil" Nase kompensiert wird. Bei der chronisch trockenen Nase funktioniert dieses Überlaufventil nicht mehr. Sie kann die Ersatzfunktion nicht mehr wahrnehmen. Ein in ähnlicher Weise funktionierendes Überlaufventil stellen die Haut und die Lunge mit ihren Bronchien dar. So kann der Grund für eine chronische Bronchitits der sein, daß der Körper infolge mangelhaft arbeitender Stoffwechsel- und Ausscheidungsorgane seine Schlacken über die Bronchien ausscheidet. In anderen Fällen bedient sich der Körper der Ausscheidung über die Haut, was zu entsprechenden Ausdünstungen bis hin zu sehr übel riechenden Schweißabsonderungen führen kann. Die Schlußfolgerung auf eine Existenz dieses Systems von „Ventilmechanismen" drängt sich geradezu auf, wenn man oft genug erlebt hat, daß eine chronische Eiterung der Nase oder der Bronchien endet, wenn der Stoffwechsel erfolgreich reaktiviert werden konnte.

**Fallbeispiel:** Daß die Operation einer chronischen Nasennebenhöhlenentzündung nicht immer der Weisheit letzter Schluß ist, möchte ich am Beispiel eines 46jährigen Mannes beschreiben, der sich nach seinen Angaben wegen einer chronischen Eiterung einer stationären Operation der Kieferhöhlen, der Siebbeinzellen und der Keilbeinhöhlen unterzogen hatte. Drei Tage nach der Operation sei ihm die eingelegte Tamponade aus der Nase entfernt worden. In den Tagen darauf sei die Nase zunehmend mehr zugeschwollen und eitriger geworden, trotz einer begleitenden Antibiotikabehandlung. Heftige Kopfschmerzen und Schlafstörungen seien hinzugetreten. Acht Tage nach der ersten Operation sei er dann ein zweites Mal an der Nase operiert worden, um postoperative Schleimhautwucherungen zu entfernen. Nach einigen Wochen hätten die Eiterungen langsam nachgelassen. In einem ersten Gespräch mit mir gestand er zudem ein, daß er sich seit diesen Eingriffen ein Jahr zuvor deutlich müder und abgeschlagener als vorher fühle. Außerdem bilde sich weiter regelmäßig ein jetzt

**Die chronisch eitrige Nase ist oft das Überlaufventil eines gestörten Stoffwechsels.**

sehr zähes Sekret in der Nase, das ihn massiv beeinträchtige.

Wir führten eine computergestützte Thermographie (s.S. 38 ff.) durch, die auf erhebliche Zahnstörfelder hinwies, weshalb ich ihn an seinen Zahnarzt verwies. Das neuraltherapeutische Anspritzen seiner regulationsblockierten Zähne zeigte in der Drittmessung eine Teilauflösung der Regulationsblockaden im Kopfbereich und im Ober- und Unterbauchbereich. Diese Reaktionen im Thermogramm lassen den Rückschluß zu, daß dieser Mann schon erheblich vitalitätsgeschwächt zur Operation angetreten sein mußte und daß die Nebenhöhleneiterung wohl primär zahnbedingt ausgelöst worden war. Wenn auch die meisten Operationen nicht diesen Verlauf nehmen, so sind ähnliche Verläufe wohl jedem Operateur bekannt. Für mich ist dies einer der Gründe, keine Nase zu operieren, wenn ich nicht einen Überblick über die Gesamtvitalität des Betroffenen habe. Ohne die Thermographie fällt es schwer, einen manchmal verborgenen Vitalitätsverlust zu diagnostizieren. Die Zahl von funktionell einschränkenden postoperativen Verwachsungen und von Narbenstörfeldern bei Operationen in der Phase einer geschwächten Gesamtvitalität ist besonders groß.

Auf mein Anraten ließ der Mann eine Zahnsanierung an vier abgestorbenen, wurzelbehandelten Zähnen durchführen. Seine Nase bedurfte später, nach Stabilisierung der Gesamtvitalität einer weiteren Nachoperation, die diesmal erfolgreich verlief und zur Beschwerdefreiheit führte.

**Es ist nicht allein wichtig, *daß* man operiert, sondern vor allem, *wann* man operiert.**

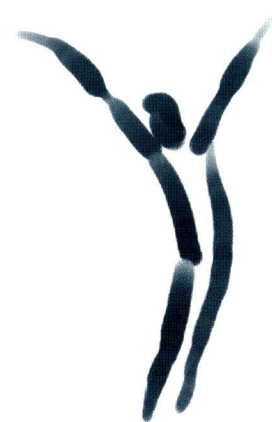

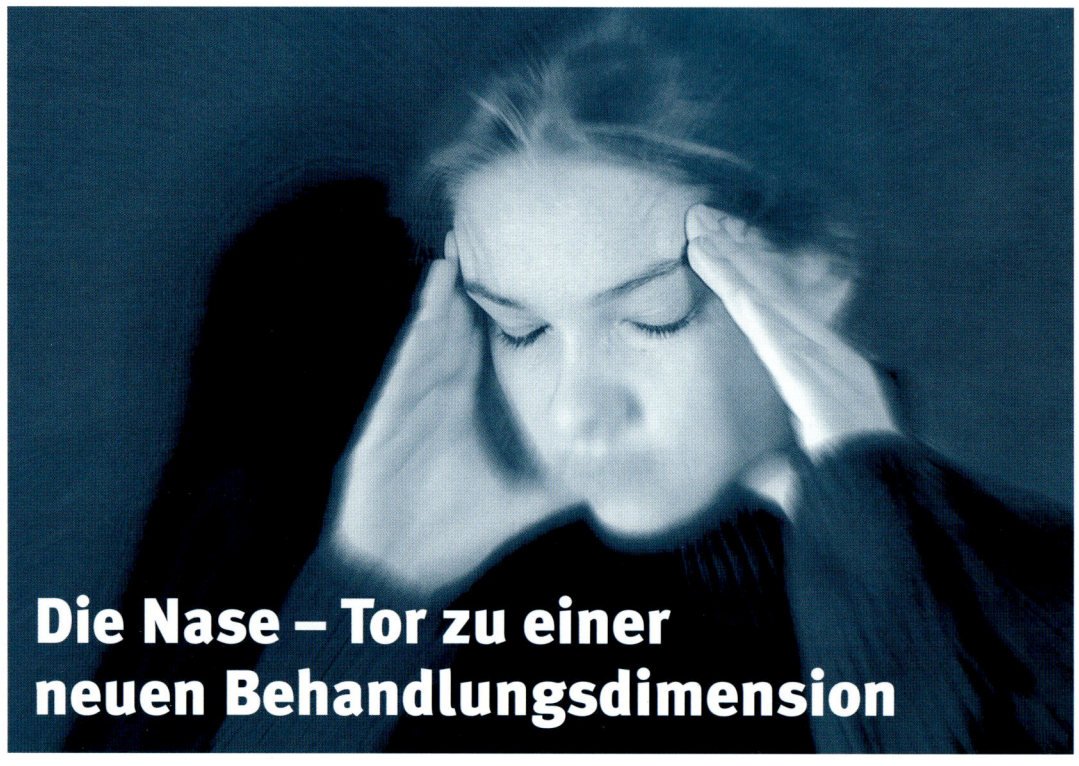

# Die Nase – Tor zu einer neuen Behandlungsdimension

## Migräne – wenn der Schädel platzt

Im Vorwort wies ich bereits darauf hin, daß die Behandlung einer Frau im Juli 1991 wegen einer chronischen Nebenhöhlenentzündung und einer deutlich die Atmung beeinträchtigenden Nasenscheidewand für mich zu einem Schlüsselerlebnis wurde. Der Eingriff und die Abheilungsphase verliefen erfolgreich und ohne Besonderheiten. Drei Monate später berichtete sie mir, daß

sie den Eingriff gut überstanden habe, daß es ihr gut gehe und daß sie vor allem vom Tag der Operation an keinen Migräneanfall mehr erlitten habe. Als damals noch klassischer, schulmedizinisch denkender HNO-Arzt wäre ich nie auf die Idee gekommen, überhaupt nach Migräneanfällen zu fragen. Die betreffende Patientin hatte ihrerseits die zweimal pro Woche auftretenden

Migräneanfälle als so „normal" empfunden, daß sie von sich aus auch keinen Anlaß sah, mir davon zu berichten. Warum sollte sie auch einem HNO-Arzt davon erzählen. Außerdem hatte sie in den 18 Jahren ihres Migräneleidens mit so vielen Therapien experimentiert, daß sie die Hoffnung aufgegeben und die Migräne mittlerweile als ihr persönliches Schicksal angesehen hatte. Und nun war sie seit der Nasenoperation migränefrei.

Seit diesem Tag fragte ich jeden Patienten, den ich in meiner Praxis HNO-ärztlich behandelte nach etwaigen Migräneproblemen. Kurze Zeit später operierte ich wieder eine junge Frau wegen einer chronischen Nebenhöhlenentzündung an der Nase, die ebenfalls unter Migräneanfällen litt. Als auch diese Frau kurz nach dem Eingriff migränefrei war, dachte ich in meiner Euphorie, die Lösung zur Überwindung der Migräne gefunden zu haben. Aber ich wurde schnell eines Besseren belehrt. Denn bei der nächsten Frau, die ich operierte, konnte ich zwar die Nebenhöhlenentzündung erfolgreich behandeln, ihre Migräne hingegen blieb unverändert bestehen. Seit diesem Tag wußte ich, daß das Auftreten von Migräneattacken wohl etwas mit der Funktion der Nasennebenhöhlen zu tun haben kann, daß es aber auch noch andere Faktoren geben mußte.

Aus der Erfahrung mit Hunderten sehr erfolgreich und anderen weniger positiv verlaufenen Fällen weiß ich heute, daß die Erfolgsquote einer Migränebehandlung über die Behandlung der Nase sich deutlich erhöht, wenn ich den Regula-tionszustand eines betroffenen Menschen mit Hilfe der computergestützten Regulationsthermographie (s.S. 38 ff.) im Bereich der Zähne und der Ausscheidungsorgane mit einbeziehe. Deshalb setze ich heute grundsätzlich die Thermographie ein, um mir einen Überblick über die Gesamtvitalität des betreffenden Menschen zu verschaffen.

Eine weitere Steigerung der Erfolgsquote (etwa 20 Prozent) stellte sich ein, nachdem ich mein Interesse zusätzlich auf die Persönlichkeitsstruktur der von Migräneanfällen geplagten Menschen richtete. Dabei fielen mir gewisse Verhaltensweisen und Denkgewohnheiten auf, die sich zwar nicht bei jedem, aber bei sehr vielen Migränekranken wiederfinden. Viele Migränekranke stehen unter einer deutlich erhöhten inneren Anspannung. Bei den einen ist diese Anspannung offensichtlich, andere wirken nach außen ruhig, sind aber tief im Innern um so angespannter. Viele Migränekranke wirken sehr gefühlvoll, kontrollieren jedoch ihre Gefühle mental, lassen ihnen kaum einmal freien Lauf. Andere scheinen insgesamt eher mental ausgerichtet zu sein, sind in ihrem Wesen jedoch sehr sensible Menschen. In beiden Varianten besteht eine deutlich spürbare Unausgeglichenheit zwischen Denken und Fühlen. Insgesamt scheinen Migränekranke dazu zu neigen, sich selbst und ihre Kräfte zu überschätzen. Entweder sie stürzen sich phasenweise in alle möglichen Aktionen und zeigen dabei überdurchschnittliche Arbeitsleistungen, die sie dann irgendwann in Erschöpfungszustände und damit in die Migräne treiben. Oder sie spüren, bewußt

**Die Migräne – Folge eines Erschöpfungssyndroms.**

oder unbewußt, tief in sich Unzufriedenheiten, Enttäuschungsgefühle und Konflikte, die sie nicht lösen können, mit denen sie aber meinen, leben zu können. Auch in diesen Fällen handelt es sich um eine Form der Selbstüberschätzung, die sie in einen Vitalitätsverlust und gegebenenfalls in die Migräneattacke gleiten läßt.

Interessanterweise sind viele Migräneattacken durch eine schmerzauslösende Überempfindlichkeit gegenüber Licht und Geräuschen gekennzeichnet. So als könne und wolle man nichts mehr sehen und hören, weil einem einfach alles zuviel ist und man in den Migränephasen dieses Zuviel schmerzhaft vor Augen geführt bekommt. Gleichzeitig reagiert der Magen bei Migräneanfällen oft mit heftigstem Erbrechen, so als wolle er sich aller Belastungen entledigen, die er vorher in Überschätzung seiner Kräfte und seines Fassungsvermögens in sich „hineingefressen" hatte. Überdurchschnittlich oft findet man bei diesen Menschen Unverträglichkeiten gegen bestimmte Lebensmittel, Wetterlagen und Hormonschwankungen, Lebensumstände, Abneigungen gegen bestimmte Menschen und Gewohnheiten. Alle diese Unverträglichkeiten schränken das Leistungsvermögen der Betroffenen oftmals derart ein, daß die kleinsten Belastungen den letzten Tropfen darstellen können, der das Faß zum Überlaufen bringt, um so einen Erschöpfungszustand und damit eine Migräneattacke einzuleiten. Dafür spricht auch, daß viele von Migräne betroffene Menschen schon bald nach dem Ende ihrer Attacken wieder über eine enorme Leistungsfähigkeit verfügen.

Die klassische medizinische Forschung hat sich bisher im wesentlichen mit den Veränderungen im Gehirn befaßt, die während einer Migräneattacke auftreten. Aus diesen Erkenntnissen hat man bestimmte Therapien entwickelt, die jedoch in vielen Fällen mehr schlecht als recht greifen, weil man noch viel zu wenig über die körperlichen Veranlagungen von Migränekranken weiß.

Nach der erfolgreichen Behandlung von Hunderten Migränekranken glaube ich einen neuen Lösungsansatz zur Diskussion stellen zu können. Die Migräne scheint mir in vielen Fällen die Folge eines Erschöpfungssyndroms zu sein. Nimmt die Gesamtvitalität eines Menschen so stark ab, daß er in einen (häufig subjektiv gar nicht empfundenen) Erschöpfungszustand gerät, dann kommt es bei den Betreffenden mit einer entsprechenden Veranlagung zu einem Migräneanfall. Zu den Aufgaben eines jeden Menschen gehört es, sich im Interesse seiner eigenen Gesundheit aktiv um seinen Kräftehaushalt zu kümmern. Migränekranke müssen jedoch weit mehr als andere Menschen analysieren, wofür sie ihre Kräfte einsetzen, wieviele Kräfte ihnen vielleicht unbemerkt und unbewußt ständig entweichen. Für die Betroffenen gilt es, diese „Kraftfresser", die ständig an ihnen zehren, zu finden und auszuschalten. Sie sollten bilanzieren, ob Sie Ihre Kräfte wirklich effizient und erfolgreich einsetzen, oder ob Sie mit ihren Kräften ziellos haushalten. Wer sich als Migränekranker dieser Aufgabe nicht bewußt und vordringlich stellt, wird mit der Zeit das Gespür für seinen Kräftehaushalt verlieren und sich immer wieder verausgaben. Innere Konflikte können Dauerkraftfresser sein, die man als solche gar nicht empfindet oder mit denen man vielfach glaubt, leben zu können. In einer migränefreien Phase sollten sich die Betroffenen jedoch mit ihrem Partner oder einem anderen vertrauten Menschen, gegebenenfalls mit Hilfe eines Therapeuten auf die Suche nach diesen Dauerkraftfressern machen. Jeder gefundene und abgebaute Kraftfresser stärkt die Gesamtvitalität und bewahrt die Betroffenen damit ein Stück vor einem erneuten Erschöpfungszustand. So nehmen diese Menschen Stück für Stück ihr Leben wieder selbst in die Hand, indem sie ein Gespür für ihre Kräfte entwickeln und gezielt mit ihnen haushalten.

Die Migräne ist nach meinem Verständnis also in vielen Fällen als eine von der Natur eingerichtete, vorübergehende Entmündigung der Betroffenen zu verstehen, die signalisiert, daß der Erschöpfungszustand bedrohliche Ausmaße anzunehmen droht. Ab einem bestimmten Erschöpfungsgrad läuft der Mensch Gefahr, gravierende Fehler zu begehen und sogar selbstzerstörerisch zu agieren. Da die Natur jedoch grundsätzlich auf Weiterentwicklung und nicht auf Zerstörung angelegt ist, nimmt sie dem Mi-

gränekranken das Heft aus der Hand und warnt ihn über eine Migräneattacke davor, so weiterzumachen wie bisher.

Den Erfolg meines Therapieansatzes führe ich maßgeblich darauf zurück, daß ich über die HNO-ärztliche Behandlung die Optimierung der Sauerstoffaufnahme pro Atemzug und die Optimierung der Druckverhältnisse in den Nebenhöhlen herstelle und damit den Vitalitätsstatus der Betroffenen erhöhen bzw. stabilisieren kann. Die erhöhte Gesamtvitalität wiederum hat zur Folge, daß die Betroffenen ihren Kräftehaushalt sanieren können und damit Erschöpfungszustände bzw. Migräneattacken seltener oder gar nicht mehr auftreten. Die Therapieversager der ersten Jahre wurden im Laufe der Zeit selbst bei schweren Fällen um so weniger, je mehr es mir gelang, die Betroffenen aktiv in die Behandlung mit einzubeziehen. Je intensiver die Migränekranken auf der Suche nach Kraftfressern und je erfolgreicher sie bei deren Ausschaltung waren, desto erfolgreicher gestaltete sich die gesamte Therapie. Nach all den positiven Erfahrungen, die ich im Laufe der letzten Jahre machen konnte, bin ich heute der festen Überzeugung, daß vielen Migränekranken mit der oben erläuterten Therapiekombination geholfen werden könnte.

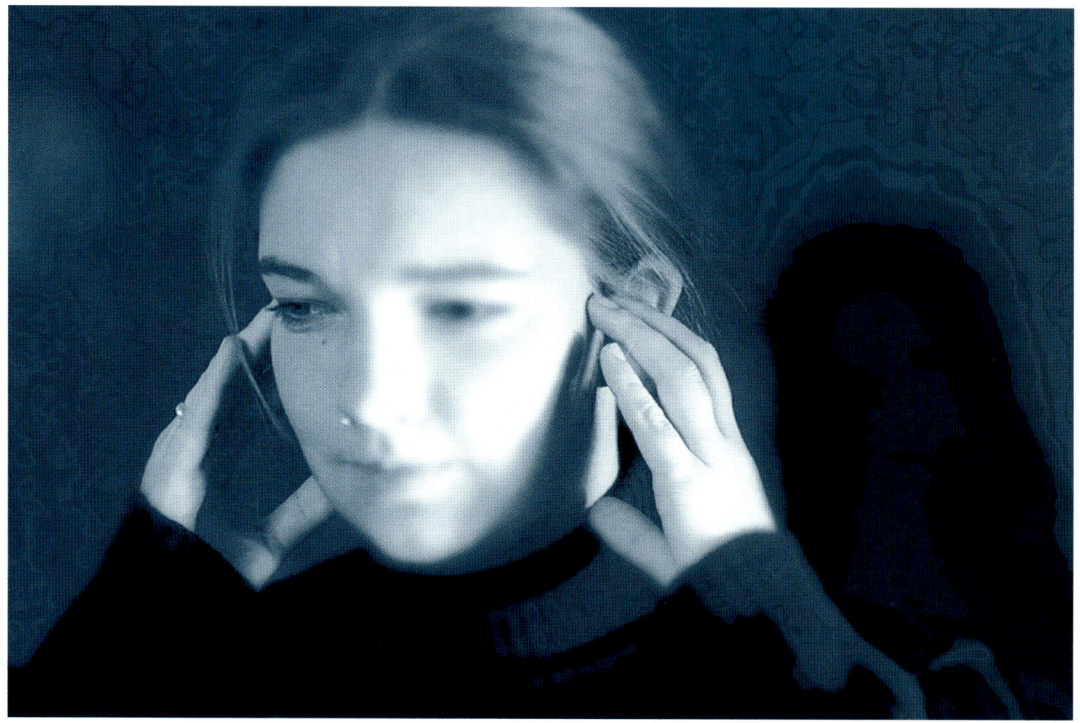

### Tinnitus – wenn die Ohren klingeln

Allein in Deutschland gibt es etwa sechs bis sieben Millionen Menschen, die unter chronischen Ohrgeräuschen – Tinnitus genannt – leiden. Diese Menschen finden oft Tag und Nacht keine Ruhe mehr, da sie ständig von diesen Geräuschen begleitet werden. Diese Geräusche können je nach Schwere die Betroffenen in eine mehr oder weniger ausgeprägte Depression treiben. Ein Tinnitus kann jedoch auch umgekehrt von

einer Depression ausgehend entstehen oder sich gleichzeitig mit einer Depression entwickeln. Sehr viele Menschen berichten, daß ihr Ohrgeräusch während oder kurz nach einer Nasennebenhöhlenentzündung begonnen habe. Viele Betroffene spüren zudem oft einen erhöhten Druck im Ohr oder in beiden Ohren oder im gesamten Kopf. Nach klassischem schulmedizinischem Verständnis gehen diese Geräusche im wesentlichen auf eine Durchblutungsstörung oder auf bleibende Schäden im Innenohr oder im Hörnerv zurück. Ohrgeräusche werden deshalb bei akutem Auftreten mit durchblutungsverbessernden Infusionen mehr oder weniger erfolgreich behandelt. Im chronischen Zustand zeigen diese Maßnahmen meist keine nennenswerte Besserung, weshalb diese Fälle ursächlich als nicht oder kaum behandlungsfähig gehalten werden. Man versucht dann, in Tinnituskuren über hauptsächlich psychologische Maßnahmen oder mit sogenannten Tinnitusmaskern die Erträglichkeit des Tinnitus zu verbessern.

Entgegen jeder schulmedizinischen Erwartung habe ich jedoch in den letzten acht Jahren Hunderte von Menschen von diesen Geräuschen befreien können, indem ich den Druck in ihren Ohren durch einen Druckabbau in den Nebenhöhlen und in den Ohren beseitigte. Das heißt, eine bestimmte Tinnitusform hat ganz offensichtlich etwas mit den Druckverhältnissen im gesamten HNO-Bereich zu tun und kann folglich auch über entsprechende Behandlungen in diesem Bereich gelindert und sogar geheilt werden.

Doch angesichts der anfänglich noch zu verzeichnenden Therapieversager suchte ich nach weiteren Faktoren, die ursächlich an der Entstehung eines solchen Tinnitus begleitend beteiligt sein könnten, die quasi die „Empfängnisbereitschaft" für einen Tinnitus individuell erhöhen. Im Laufe der Jahre stellte ich bei den von mir erfolgreich behandelten Tinnituspatienten gewisse, immer wieder zu beobachtende körperliche

Parameter fest, die mit ihrer Erkrankung oftmals einherzugehen schienen. Zunächst wiesen diese Menschen, ausgehend von der nicht optimal funktionierenden Nase, Druckprobleme im Ohr auf. Die Folge war oft gleichzeitig eine deutlich verringerte Sauerstoffaufnahme pro Atemzug sowie eine deutliche und auch als solche empfundene Einschränkung der Gesamtvitalität. Im Thermogramm zeigten sich darüber hinaus aber auch sehr häufig vermehrte Starren im Zahn-, Leber-, Nieren- und Schilddrüsenbereich. Besonders die Schneidezähne und die Weisheitszähne scheinen nach meinen Erfahrungen eine besondere Beziehung zum Tinnitus zu haben. Die Nasenschleimhaut neigte nicht selten zur übermäßigen Rötung und Trockenheit als Ausdruck für eine gestörte Ausscheidungsfunktion des Körpers.

Ein Fallbeispiel mag an dieser Stelle anschaulich verdeutlichen, wie erfolgreich ein Tinnitus unter ganzheitlicher Perspektive und unter bestimmten Voraussetzungen behandelt werden kann.

**Fallbeispiel:** Ein in der Finanzdienstleistungsbranche tätiger 42jähriger Mann, Herr K., klagte über ein Ohrgeräusch links, daß vier Jahre zuvor, etwa fünf Tage nach einer Nasenscheidewandoperation aufgetreten sei. Außerdem zerwühle er jede Nacht sein Bett. Er sei unkonzentriert, müde und in seiner Stimmung sehr schwankend. Außerdem sei eine Neigung zu erhöhtem Blutdruck seit einem halben Jahr bekannt. Wir führten eine Thermographie und entsprechend seiner Werte eine neuraltherapeutische und na-

**Tinnitus –
Signal für gestörte
Druckverhältnisse.**

senaktivierende Sitzung durch, nach der er sich zunächst einmal erheblich vitaler, wacher, konzentrierter und sehr viel besser gelaunt fühlte. Wegen der im Thermogramm erkennbaren Neigung zu Fäulnisprozessen im Darm, die er mit der Angabe bestätigte, unter übelriechenden Flatulenzen zu leiden, stellte er seine Ernährung auf eine eiweißarme und an frischem Gemüse reiche Ernährung um. Kaffee und Alkohol waren tabu. Gleichzeitig sollte er sich täglich in Ruhe im Spiegel betrachten und versuchen, herzlich über sich selbst und seine Situation zu lachen, um so ein wenig Abstand zu sich zu gewinnen (s.S. 47). Der Patient leistete diesen Ratschlägen konsequent Folge und erschien einige Wochen danach in einem deutlich gewichtsreduzierten und gebesserten Kräftezustand. An seinem Tinnitus hatte sich allerdings nichts geändert.

Wegen seiner nach wie vor deutlich beeinträchtigten Nasenatmung, die auf eine trotz der fünf Jahre zuvor erfolgten Operation nach wie vor schiefe und zu dicke Nasenscheidewand und eine Nasenschleimhautschwellung zurückzuführen war, und wegen seines Ohrdrucks führte ich noch zwei weitere Vitalisierungssitzungen (s.S. 43 f.) mit Magnetfeldunterstützung durch. Danach erfolgte eine ambulante, minimalinvasive, mikrochirurgische Nachoperation seiner Nasenscheidewand, eine feine Freilegung seiner Nasennebenhöhlen und die Einlage einer feinen Tamponade in die Nase für eine Nacht. Am nächsten Morgen berichtete mir Herr K., daß er sein Bett zum ersten Mal seit Jahren im Schlaf nicht zerwühlt habe, daß er trotz der Tampona-

de so tief wie selten zuvor geschlafen habe und daß er wach, konzentriert und sehr motiviert sei. Das Ohrgeräusch habe sich am Abend nach dem Eingriff bei liegender Tamponade zusehends aufgelöst und sei nach dem Aufwachen schließlich völlig verschwunden.

Der Verlauf dieses Falls ist nicht nur typisch für eine Vielzahl erfolgreicher Tinnitusbehandlungen, er verweist auch auf einen für den behandelnden Arzt wichtigen Tatbestand, daß es wesentlich auch auf den richtigen Zeitpunkt einer Operation ankommt. Nasenoperationen sollte man nach meiner Erfahrung nicht im Zustand einer verminderten Gesamtvitalität durchführen, wenn es nicht unbedingt sein muß. Unter Berücksichtigung dieser Erkenntnis kann man in der Regel mit einem guten Operationsergebnis rechnen und davon ausgehen, daß der zu operierende Patient den Eingriff problemlos toleriert.

Doch neben den körperlichen Faktoren gibt es nach meinen Erfahrungen auch noch psychische Faktoren, die über den Erfolg oder Mißerfolg einer Tinnitusbehandlung mit entscheiden können. Wenn man das Geräusch als das Produkt eines dynamischen Prozesses versteht, den man erkennen und auflösen muß, um dem Geräusch seine Grundlage zu entziehen, wird man diese psychischen Faktoren zwangsläufig berücksichtigen müssen. Und tatsächlich ergeben sich sehr erfreuliche Behandlungsergebnisse, wenn es gelingt, möglichst viele, der das Ohrgeräusch unterhaltenden Faktoren abzubauen oder zumindest positiv zu beeinflussen – das Ohrgeräusch löst

**Tinnitus – Folge einer gestörten Nasenfunktion.**

sich dann auf oder es wird so schwach, daß der Betroffene es nur noch hört, wenn er sich gezielt darauf konzentriert.

Die von einem Tinnitus betroffenen Menschen weisen die unterschiedlichsten Persönlichkeitsstrukturen auf. Dennoch scheint es im psychisch-geistigen Bereich einige allen Betroffenen mehr oder weniger gemeinsame Strukturen zu geben. Die Betroffenen lassen sich grob und auf den ersten Blick in zwei Gruppen unterteilen: die vital wirkenden und die weniger vital oder erschöpft wirkenden Menschen. Auf den zweiten Blick erweist sich die Vitalität jedoch in beiden Gruppen ganz ähnlich. Die Menschen der ersten, vital wirkenden Gruppe geben meist zu Protokoll, sie hätten allein einen Tinnitus, ansonsten seien sie fit. Untersucht man mit ihnen gemeinsam ihre Lebensstrukturen, so fällt bei sehr vielen auf, daß sie in recht strengen Ordnungsgefügen leben. Diese Ordnungen führen häufig zu massiven Einschränkungen der Lebensqualität und der Erlebnisfähigkeit. Das heißt, diese Menschen werden zunehmend rationaler, Gefühlen wird immer weniger Raum zugestanden – letztlich ist die Vitalität dieser Menschen eine Pseudovitalität. Dies führt bei vielen zu einer tiefen inneren Unausgeglichenheit. Es ist erfahrungsgemäß sehr schwierig, den Menschen dieser Gruppe klarzumachen, daß sie in der Wahrnehmung ihrer eigenen Vitalität gestört sind, weil sie aufgrund ihrer vom Denken dominierten Betrachtungsweise glauben, es besser zu wissen. Für Impulse von außen zeigen sie kaum noch Offenheit.

Deshalb sind Behandlungserfolge in dieser Gruppe auch am schwierigsten zu erreichen.

In der anderen, weniger vital oder erschöpft wirkenden Gruppe finden sich die mehr gefühlsbetonten Menschen, die ihren Vitalitätsverlust in Form von Müdigkeit, Motivationsstörungen, Ängsten, Anspannungen, Depressionen und Einsamkeitsgefühlen deutlich spüren. Diese Menschen zeigen wesentlich mehr Gefühle, bemerken jedoch nicht, daß der Freiraum ihrer Gefühle letztlich durch Ängste oder durch meist unbewußte Überlebensstrategien deutlich eingeschränkt ist, daß also unbewußte oder nicht eingestandene Defizitgefühle an ihren Kräften zehren und daß sie geneigt sind, all ihre inneren Unausgeglichenheiten auf ihren Tinnitus zurückzuführen. Sie zeigen oft eine vordergründige Offenheit, die aber in Wirklichkeit nicht vorhanden ist. Diese fehlende Offenheit ist nach meiner Erfahrung auch auf eine eingeschränkte Gesamtvitalität zurückzuführen. Diese Gruppe von Menschen ist einer erfolgreichen Therapie weit eher zugänglich, da sie ihren Vitalitätsverlust selbst erkennen und die Notwendigkeit einer vitalitätsfördernden Behandlung deutlich eher anerkennen. Allerdings fehlt diesen Menschen oft auf dem Weg in die Offenheit und die Vitalität die nötige Zielstrebigkeit. Sobald diese Menschen sich wohler fühlen, werden sie träger in der Arbeit an sich selbst. Andererseits regeln sie jenseits einer gewissen Vitalitätsschwelle plötzlich viele Dinge wie von selbst, ohne daß es dann noch einer intensiven therapeutischen Unterstützung bedarf.

Insgesamt sind die Störungen der Eigenregulation auf der körperlichen, der psychischen und geistigen Ebene bei einem Tinnitus so miteinander vernetzt, daß die Betroffenen ohne Hilfe von außen ihre Störkomplexe nicht mehr bewältigen können. Im Rahmen einer ganzheitlichen Behandlung ist die begleitende psychotherapeutische Hilfestellung je nach Schwere der psychischen Belastung also mehr als wünschenswert. Einseitige körperliche oder psychische oder geistige Therapieansätze zeigen bei chronischem Tinnitus jedoch oft keine oder nur zufällige Erfolge.

Bei Menschen, die infolge der Belastung durch einen schweren Tinnitus völlig erschöpft sind, bisweilen schwere Depressionen entwickelt haben, deren Leben sich nur noch um sie selbst und um ihren Tinnitus dreht, lassen sich wesentlich seltener dauerhafte Erfolge erzielen, weil diese Menschen Impulse von außen kaum noch an sich heranlassen. In der Regel sind hier nur Therapieerfolge zu erwarten, wenn es gelingt, die Betroffenen von ihrem Vitalisierungsbedarf zu überzeugen und für eine vitalpartnerschaftliche Therapie zu öffnen.

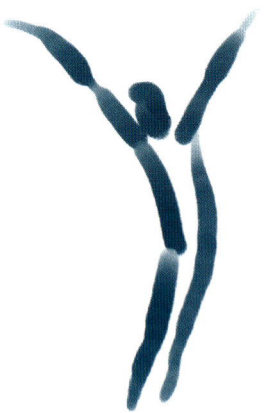

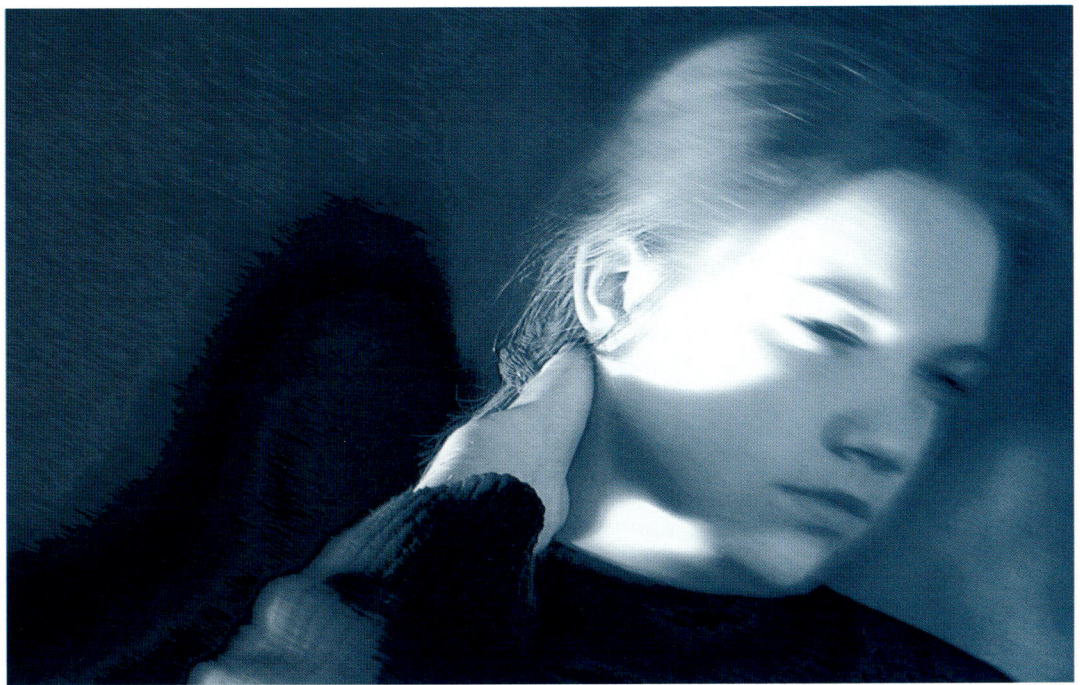

## Rheuma – wenn nichts mehr geht

Auch die rheumatischen Krankheitsbilder können in ihrer Entstehung und ihrer Aufrechterhaltung viel mit einer funktionsgestörten Nase bzw. mit funktionsgestörten Nebenhöhlen zu tun haben. In der Regel bestehen nach meinen Erfahrungen bei diesen Menschen bereits erhebliche miteinander vernetzte Störungsmuster zwischen den Nebenhöhlen, den Zähnen und den Ausscheidungsorganen. Diese Vernetzungen führen zu ausgeprägten Störungen des gesamten Stoffwechsels und zu Regulationsblockaden, die sowohl viele Kräfte verzehren als auch den freien Fluß der Energien im Körper erheblich behindern. Die Einschränkungen im Stoffwechsel sind so gravierend, daß auch Teile des Immunsystems von ihnen betroffen sind. Das Immunsystem hat unter anderem die Aufgabe, körperfremde Eindringlinge, die nicht erwünscht sind, zu erkennen, zu bekämpfen oder aus dem Körper hinauszubefördern.

**Rheuma geht oft mit einem Verlust gesunder Orientierung einher.**

An dieser Stelle im Detail auf die Fülle verschiedenster Rheumaformen einzugehen würde zu weit führen. Zum Verständnis der hier relevanten Zusammenhänge reicht es aus zu wissen, was alle Formen miteinander gemeinsam haben. Sie gehören alle zu der Gruppe der sogenannten Autoimmunerkrankungen. Das heißt, das Immunsystem hat einen Teil seiner Fähigkeit, zwischen körpereigenen und körperfremden Stoffen zu unterscheiden, verloren und bildet fatalerweise Abwehrstoffe gegen Teile des eigenen Körpers. Diese Stoffe bilden Komplexe in Form chemischer Verbindungen mit anderen, körpereigenen oder körperfremden Stoffen und werden zum Beispiel in der Muskulatur oder in Gelenken abgelagert, was zu entsprechenden Funktionseinbußen und ausgeprägten Schmerzen führen kann. Viele dieser rheumatischen Erkrankungen gelten als nicht heilbar und werden deshalb lebenslang mit Cortisonen, Goldpräparaten oder mit Medikamenten aus der Reihe der Krebstherapeutika behandelt, um die zum Teil quälenden Symptome zu mildern und das Rheuma in seinem Fortschreiten zu bremsen.

Rheumatiker sind nach meinen Beobachtungen häufig sehr liebenswerte, höfliche und am Gemeinwohl interessierte Menschen, deren Leben nach außen gerichtet ist, die sich für bestimmte Anliegen engagiert einsetzen. Schaut man jedoch etwas tiefer, so erhält man nicht selten den Eindruck, daß diese Menschen innerlich nicht ausgeglichen sind, häufig sogar mehr oder weniger ausgeprägte Aggressionen gegen sich selbst hegen, bewußt oder unbewußt. Das heißt, das aggressive Verhalten des Immunsystems gegen Teile des eigenen Körpers spiegelt sich im psychisch-geistigen Bereich wieder. Diese Menschen scheinen oft eine tiefe innere Einsamkeit zu empfinden, unter der sie meist, mehr unbewußt, sehr leiden und aus der sie nicht herauszukommen wissen. Sie sind oft sehr sensibel, versperren sich aber den Weg zu einem herzlichen, offenen Miteinander, weil sie ihre Gefühle zu stark kontrollieren. Sie lechzen oft förmlich nach Anerkennung, die sie sich durch ihr nach außen gerichtetes Engagement zu erkaufen versuchen. Rheumatiker neigen meiner Erfahrung nach oft dazu, nach außen zuviel und nach innen zuwenig ordnen und klären zu wollen. Mit ihren Aktivitäten scheinen sie sich über innere Mißstände hinweg heben zu wollen, bis sie sich selbst nicht mehr ertragen können und die nach außen natürlich nicht gezeigten Aggressionen gegen sich selbst richten. Diese gegen sich gerichtete Aggression nehmen sie selbst nicht unbedingt wahr, und nur selten können sie diese kontrollieren. Weil die Autoaggressionstendenzen sich oft unbemerkt auf alle drei Ebenen (Körper, Psyche und Geist) ausbreiten, ist es meinen Beobachtungen zufolge so schwer, die Betroffenen aus ihrem Leiden zu befreien. Daß trotzdem eine Wende in diesen Tendenzen möglich ist, wenn man zu allen drei Ebenen gleichzeitig einen Zugang findet, möchte ich Ihnen am folgenden Fallbeispiel zeigen.

**Fallbeispiel:** Vor etwa zwei Jahren betrat auf Anraten eines bei mir in Behandlung befindlichen

Bekannten eine 50jährige, vornehm und äußerst korrekt gekleidete Dame sichtlich mühevoll, schmerzgeplagt und deutlich gehbehindert meine Praxis. Es fiel Frau H. schwer, eine möglichst wenig schmerzende Sitzposition einzunehmen. Sie erklärte mir, seit etwas mehr als einem Jahr unter heftigem, sich schnell ausbreitendem Rheuma zu leiden. Sie habe gerade eine mehrwöchige Untersuchung und Behandlung in einer Rheumaklinik hinter sich und befinde sich wegen ihres Rheumas zur Zeit in einem Berentungsverfahren für zunächst drei Jahre, das auf eine weitere Notwendigkeit überprüft werde (und in der Regel verlängert wird). Sie habe in fast allen Gelenken ihres Körpers Rheuma – mit entsprechenden Bewegungseinschränkungen und Schmerzen. Ansonsten sei sie jedoch gesund, alles andere sei in Ordnung. Auf genaues Nachfragen gab sie dann jedoch an, auch bereits vor dem Eintreten des Rheumas innerlich unter einer deutlich überhöhten Daueranspannung gestanden, unter Müdigkeit, Schlafstörungen und Stimmungsschwankungen gelitten zu haben und mit ihrem Leben unzufrieden gewesen zu sein. Sie habe nunmehr jedoch alle Medikamente gegen ihr Rheuma von sich aus abgesetzt, obwohl sie ihr gegen die Schmerzen geholfen hätten. In der Rheumaklinik hätte sie nämlich den Entschluß gefaßt, einen anderen Weg zu suchen und zu gehen. Sie habe gehört, daß es andere Behandlungsmöglichkeiten gebe, und fragte, ob ich ihr dabei helfen könne. Dieser konsequente Wille, diese Entscheidung zur radikalen Offenheit und die damit verbundene Bereitschaft, sich selbst und die bisherige Denkweise in Frage zu stellen, sollte der entscheidende Schlüssel zu den folgenden Ereignissen werden.

Ich gab ihr zu verstehen, daß wir für einen gemeinsam zu erarbeitenden Erfolg alle notwendigen Fragen ohne wenn und aber zu stellen und zu beantworten bereit sein müßten. Diese Frau hatte die wichtigste Arbeit für eine Richtungsänderung jedoch bereits selbst geleistet, indem sie sich für eine Vitalpartnerschaft entschied, in der ich nicht den Zauberdoktor und sie nicht die leidende Patientin in der Opferrolle spielen mußte. Was nun folgte, war konsequente Detailarbeit.

Zunächst untersuchte ich die anatomischen Verhältnisse ihrer Nase und die Beschaffenheit ihrer Schleimhäute. Zu erkennen waren eine verbogene und im oberen Nasenteil zu dicke Nasenscheidewand und verdickte Nasenmuscheln, die den Eingang zur Stirnhöhle verengten. Sie war im wahrsten Sinne des Wortes „engstirnig". Ich sprühte ihr ein abschwellendes Nasenspray in die Nase und setzte mit einem Softlaser feine, nicht spürbare Impulse an verschiedenen, ausgesuchten Stellen des äußeren Halses, um zunächst den inneren Verspannungszustand aufzulösen. Danach legte sich Frau H. für 15 Minuten auf eine Magnetfeldmatte, die auf niedrige Frequenzen und niedrige Intensität eingestellt war, um den Prozeß der Spannungsauflösung zu fördern. Auf dem Weg dorthin, bat ich sie, vor einem großen Spiegel kurz halt zu machen und einmal zu versuchen, herzlich über die Person im Spiegel zu lachen, um den eingeleiteten Entspannungszustand zu unterstützen.

**Jeder Rheumatiker sollte trotz allen Leids nach innen schauen.**

**Wenn die Vitalität steigt und Spannungen sich lösen, dann kann sich ein rheumatischer Prozess auflösen.**

Nach der Magnetfeldbehandlung setzte ich in ihrer Nase mit einem feinen, mit Nasenreflexöl getränkten Wattetupfer gezielte Impulse an bestimmten Schleimhautstellen, um entsprechend meinen Erfahrungen die Schleimhaut und die Funktion der Nasennebenhöhlen zu aktivieren. Frau H. spürte sofort eine erhebliche Besserung ihrer Nasenatmung und einen Druckabbau in ihrem Kopf, obwohl sie mir vorher beteuert hatte, mit ihrer Nase keine Probleme und im Kopf keinen Druck verspürt zu haben. Ihre Nase war also in ihrer Atemfunktion deutlich behindert, ohne daß Frau H. diese Behinderung bemerkt hatte. Dann setzte ich mit einer feinen Nadel einige Kochsalzinjektionen an bestimmten Punkten ihres äußeren Halses und im Mund oberhalb einiger Zähne, wodurch sich ihre innere Anspannung deutlich spürbar abbaute.

Als Frau H. nach dieser Behandlung aufstand, gelang ihr dies zu unserem beiderseitigen größten Erstaunen weitgehend schmerzfrei. Sie konnte einige Gelenke bereits schmerzfrei bewegen, was sie ebenso wie mich in einen geradezu euphorischen Zustand versetzte. Anschließend erfolgte eine 20minütige Farblichtbehandlung mit der Farbe Blau, um den eingeleiteten Entspannungsprozeß weiter zu fördern. Ich bat Frau H., während dieser Behandlung von etwas Schönem zu träumen und nach Möglichkeit nicht zu denken. Dies war zunächst das größte Problem, denn wie viele Menschen hatte sie damit große Schwierigkeiten. Bei der beruhigenden Farblichtbehandlung gelang es ihr jedoch, sich tatsächlich so zu entspannen, daß sie fast einschlief. Als sie aus dem Sessel auf-

stand, bemerkte sie, in ihrer Beweglichkeit noch ein Stück freier geworden zu sein. Ich aktivierte noch einmal ihre Nase und setzte dazu feine Berührungsimpulse an bestimmten Punkten in ihrem Ohr. Danach führte ich die Neuraltherapie mit feinen Kochsalzinjektionen an ihrem Rücken und an den Mandeln fort. Wir mußten mehrfach während der Behandlung herzlich lachen – und das wollte etwas heißen, „malträtierte" ich sie doch gleichzeitig mit feinen Kanülen – und genossen die Freude über den schnellen Behandlungserfolg in vollen Zügen. Frau H. erzählte mir in ihrer wiedergewonnenen Vitalität unbekümmert von ihren Gedanken und Gefühlen, als wären wir seit Jahren vertraute Freunde. Tatsächlich kannten wir uns aber erst etwa eine Stunde. Ihre Stimmung besserte sich zusehends, auch wenn zwischendurch einige Tränen rollten. Doch diese Tränen waren Folgen des Spannungsabbaus und Ausdruck des Glücks und der Freude über den spontanen ersten Behandlungserfolg. Frau H. hatte jetzt nur noch Schmerzen in der Hüfte, in einem Kniegelenk und in zwei Fingern.

Als nächstes begab sie sich in den Bioresonanztherapieraum. Auf dem Weg dorthin hielt sie von sich aus vor dem Spiegel an und konnte dieses Mal aus dem Gefühl der Kraft und der neuen Lebensfreude heraus spontan und herzlich über sich selbst lachen. Mit der Bioresonanztherapie behandelten wir einige Blockaden, die den freien Energiefluß im Körper behinderten. Während dieser Behandlung lösten sich die Beschwerden in ihren beiden Fingern auf. Anschließend setzte ich einige Kochsalzinjektionen an bestimmten Stellen der Stirn, an einigen Zähnen, am Gaumen und erneut am Rücken, mit dem Erfolg, daß nun alle Gelenke schmerzfrei und beweglich waren.

Nach dieser etwa dreistündigen Behandlung konnte Frau H. sich bücken und mit den Fingern bei gestreckten Knien den Boden berühren. Ich war mir nach all meinen Erfahrungen zwar sicher, daß wir gemeinsam Bewegung in ihr Krankheitsbild würden bringen können. Aber daß unsere erste Begegnung mit einem solch phänomenalen Ergebnis enden sollte, hätte ich in meinen kühnsten Träumen nicht für möglich gehalten. Weder wußte ich, welche Form von Rheuma bei Frau H. genau diagnostiziert worden war, noch hatte ich irgendein Röntgenbild, Laborwerte oder ein Thermogramm von Frau H. gesehen. So spontan und offen, wie wir von der ersten Sekunde aufeinander zugegangen waren, so spontan ergaben sich die einzelnen Behandlungsschritte aus der Intuition und der Erfahrung heraus.

Dieser Behandlungserfolg hat mich in meiner Sicht- und Vorgehensweise wie kein anderes Erlebnis zuvor bestärkt, immer zuerst den Blick auf das Ganze zu richten und sich nicht im Detail zu verlieren. Man erfaßt die Bedeutung und Wertigkeit der Details erst, wenn man vom Ganzen aus schaut. Und man bekommt umgekehrt das Ganze nur dann wieder in Schwung, wenn man sich den richtigen Details widmet. Andere Detailprobleme lösen sich dann von selbst. Meine besten Behandlungserfolge habe ich im Laufe der letzten Jahre immer dann erzielt, wenn es gelang, von Anfang an eine offene,

gleichberechtigte, ehrliche und vitale Partnerschaft herzustellen.

So konnte es zu dem oben beschriebenen Ergebnis bei Frau H. nur deshalb kommen, weil sich zwei in diesem Augenblick offene Menschen spontan gesucht und gefunden hatten. Auch meine Offenheit war Voraussetzung dafür, daß dieser Vormittag so verlaufen konnte. Denn wenn ich nicht unbewußt gespürt hätte, daß in dieser Situation ungeahnte Möglichkeiten verborgen lagen, hätte ich mich niemals so intensiv mit Frau H. befaßt.

Frau H. war an diesem ersten Behandlungstag bis abends völlig schmerzfrei, voll beweglich, munter und bei bester Stimmung. Dann meldeten sich die ersten leichten Schmerzen zurück. Am nächsten Mittag stellte sie sich mit erneut aufgetretenen deutlichen Schmerzen und Bewegungseinschränkungen vor. Sie hatte aber gut geschlafen, war vital und gut gelaunt. Eine Aktivierung der Nasennebenhöhlen, einige Kochsalzinjektionen, ein kleines Gespräch und eine Farblichtbehandlung reichten jetzt aus, um die völlige Beschwerdefreiheit wiederherzustellen. Im Laufe der nächsten zwei Wochen wechselten beschwerdeärmere und schmerzhafte Tage, gute Laune und schlechte Stimmung einander ab. Im dann durchgeführten Thermogramm zeigten sich deutliche Regulationsstörungen über den Nebenhöhlen und an zwei Zähnen. Des weiteren stellte sich eine Unverträglichkeit gegen Milch heraus, die ihr selbst nicht bewußt war, die aber die Darm- und Leberfunktion deutlich beeinträchtigen kann. Wir führten ei-

**Erst der Blick auf das Ganze ermöglicht eine Behandlung im Detail.**

ne ambulante operative Begradigung der Nasenscheidewand und eine sanfte Erweiterung der Nebenhöhlen durch. Hierdurch stabilisierte sich der bis dahin schwankende Zustand deutlich. Einige weitere Vitalisierungssitzungen, eine Zahnbehandlung und eine Bioresonanztherapie wegen der Milchunverträglichkeit schlossen die Behandlung ab, aus der Frau H. rheumafrei hervorgegangen ist. Frau H. ist bis heute beschwerdefrei und absolviert zur Zeit mit Begeisterung eine Ausbildung als Heilpraktikerin.

Abschließend muß ich darauf hinweisen, daß die oben beschriebene Behandlung nicht mehr erfolgreich durchgeführt werden kann, wenn die Gelenkflächen in fortgeschrittenen Rheumafällen bereits knöchern miteinander verwachsen sind.

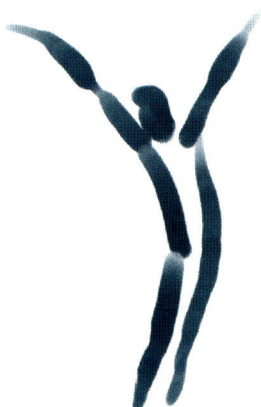

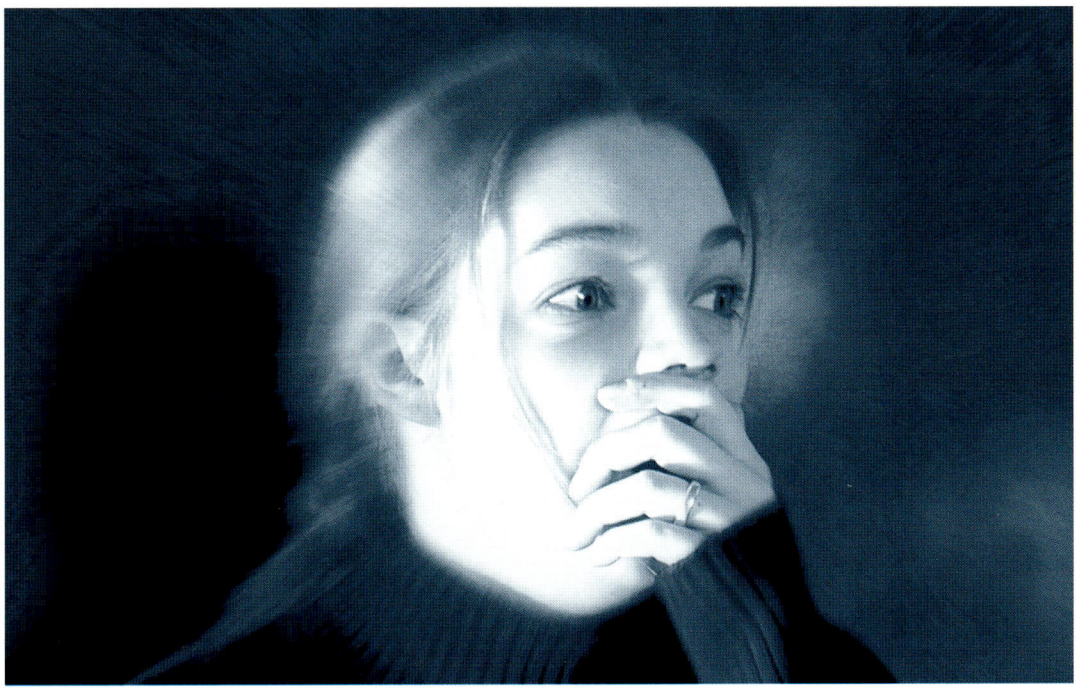

## Panikattacken – wenn die Angst im Nacken sitzt

Panikattacken sind ein weit verbreitetes Phänomen. Sie treten in Form von Platzangst, Erstickungsangst und in vielen anderen möglichen Formen akut auftretender Ängste in Erscheinung. Meistens sind mit diesen Angstzuständen bedrückende Stimmungen verbunden. Die meisten Panikattacken sind meines Erachtens ebenfalls Ausdruck einer verminderten Gesamtvitalität. Sie treten anfallartig auf wie die Migräne. Letztlich fehlt den betreffenden Menschen die Kraft und das Selbstvertrauen, sich mit den betreffenden Angstsituationen konstruktiv auseinanderzusetzen. Nähert man sich dem Thema der verschiedensten Panikattacken unter diesem Blickwinkel, so ergeben sich sehr einfache Lösungsansätze, die die sehr häufig in solchen Fällen durchgeführten aufwendigen und lang andauernden Gesprächs- und Psychotherapien in einem anderen Licht erscheinen lassen. Diesen Menschen fehlt meiner Erfahrung nach Kraft

**Panikattacken sind Notventile für Überdruck.**

und Selbstvertrauen. Deshalb geraten sie in bestimmten Situationen unter Druck, der sich in Form von Panikattacken löst.

Die verschiedensten Angstanfälle gehen oft mit einem hektischen Atmen und Beklemmungsgefühlen im Hals- oder Brustbereich einher. Also lenkte ich zunächst einmal den Blick nicht auf die Ängste und deren Detailbeschreibung und widmete mich statt dessen bei vielen Betroffenen zunächst der Aktivierung der Nasenfunktion. Es war erstaunlich, wie viele Ängste sich, zumindest für den Augenblick, allein dadurch in Luft auflösten. Im Laufe der letzten Jahre hatte ich darüber hinaus mit einer Kombination aus Nasenbehandlungen, Vitalisierungssitzungen und einer begleitenden psychotherapeutischen Hilfestellung große Erfolge bei vielen Menschen, die mit diversen Angstphänomenen meine Praxis aufsuchten.

Viele der von Angstgefühlen geplagten Betroffenen begeben sich einzig und allein in psychotherapeutische Behandlung, die sich zum Teil über Jahre hinziehen kann. Und in vielen Fällen hilft diese Therapieform. Doch diese bisweilen ausgesprochen anstrengende und kräftezehrende Therapieform, die auch weit zurückliegende Fehlentwicklungen zu analysieren versucht, kann zu einer Überforderung der Patienten führen, wenn ihnen für eine derartige Belastung die nötige Vitalität fehlt. Psychotherapien können deshalb das genaue Gegenteil von dem bewirken, was sie eigentlich beabsichtigen. Eine Analyse der Vergangenheit ist vornehmlich dann hilfreich und erfolgreich, wenn der Betroffene die Vitalität

besitzt, die Erkenntnisse aus dieser Therapieform auch zu verarbeiten.

**Fallbeispiel:** Eine etwa 30jährige Lehrerin kam vor geraumer Zeit in meine Praxis und berichtete mir von ihrer Panik vor öffentlichen Plätzen. Schon seit langem traute sie sich nicht mehr, ihre Wohnung allein zu verlassen und draußen allein längere Wege zu gehen. Schon das Denken daran löste in ihr Panik aus. Außerdem klagte sie darüber, sehr schnell zu ermüden. Darüber hinaus habe sie gravierende Beziehungsprobleme. Eine zweieinhalbjährige Psychotherapie habe sie nicht wesentlich weiter gebracht. Bekannte hatten ihr geraten, mich mit diesen Problemen aufzusuchen.

Ich untersuchte zunächst einmal den organischen Zustand ihrer Nase. Die Schleimhaut war eher trocken, die Nasenscheidewand leicht verbogen und im oberen Teil zu dick. Hinten unten ragte ein Sporn von der Nasenscheidewand ausgehend bis in die untere Nasenmuschel hinein. Subjektiv fühlte sich die junge Dame jedoch von der Nase her beschwerdefrei. Nach einer Vitalisierungsbehandlung (s.S. 45 f.) zeigte sich diese Frau sehr viel vitaler und entspannter. Sie genoß ihre ungewohnt freie Atmung, ihre plötzlich empfundene Leichtigkeit und gute Laune, die sich in der Sonne auf dem Balkon vor meinem Behandlungsraum, auf dem wir unsere Unterhaltung fortsetzten, erneut sichtlich hob. Wir schlossen die Behandlung mit einer Farblichtsitzung ab. Auf meinen Rat hin ernährte sie sich drei Tage ausschließlich von frischem, gedünsteten Gemüse, rohem Sauerkraut und Pellkartoffeln, um die Ausscheidung ihres Körpers anzuregen, da sie mir von ihrem Völlegefühl im Bauch und begleitenden Flatulenzen berichtet hatte.

Beim nächsten Treffen berichtete sie mir, daß sie den sechs Kilometer langen Heimweg von meiner Praxis in Mülheim nach Essen zu ihrer Wohnung allein und zu Fuß zurückgelegt habe. Seit Jahren sei dies das erste Mal gewesen, daß sie sich wieder allein auf die Straße gewagt habe. Gewisse Angstgefühle tauchten anfangs noch auf, aber Panikattacken hat sie seit diesem Tag nicht mehr erlebt. Ihre Müdigkeit und ihre innere Anspannung ließen nach, nachdem ich aufgrund der Werte in ihrem Thermogramm einige

weitere Vitalisierungssitzungen mit ihr durchgeführt hatte. Danach war sie sogar einverstanden, sich ambulant an der Nase operieren zu lassen, wozu sie vorher aus Angst nicht eingewilligt hätte, was sie aber problemlos überstand.

In hartnäckigen Fällen hat sich die Zusammenarbeit mit einer Psychotherapeutin als sehr erfolgreich erwiesen. Während ich vornehmlich dafür Sorge trage, daß die Vitalität der Betroffenen zunimmt, führt die Psychotherapeutin eine begleitende Beratung durch, die sich im wesentlichen an der Logotherapie nach Viktor Frankl orientiert, einer Methode, mit der man über die von der Vernunft einsehbaren Schichten versucht, eine Existenzanalyse vorzunehmen.

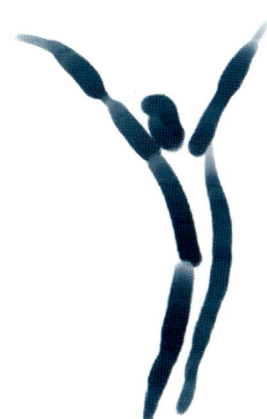

# Nachwort

Viele Probleme und Fragestellungen zeigen nicht selten interessante, weiterführende Aspekte, wenn man die Perspektive wechselt, wenn man sie von einem anderen Standpunkt aus betrachtet. Anhand der in diesem Buch beschriebenen Fallbeispiele, die stellvertretend für Tausende erfolgreich verlaufener Behandlungen stehen, läßt sich nachvollziehen, wie effektiv und andauernd viele Störungen zu beheben sind, wenn man andere Zugangswege wählt.

Gesundheit definiert sich nicht allein durch die Abwesenheit von Krankheiten, sondern darüber hinaus durch ein möglichst hohes Maß an Wohlbefinden – und zwar auf der körperlichen, der psychischen und der geistigen Ebene. Dieser Definition folgend, stellt die Gesamtvitalität des Menschen einen zentralen Bestandteil für die Gesundheit auf eben diesen drei Ebenen dar. Deshalb steht dieser Kerngedanke im Mittelpunkt all meiner hier vorgestellten Betrachtungen.

Für seine Vitalität und damit für seine Gesundheit ist jeder Mensch selbst verantwortlich. Wenn Vitalität und Gesundheit nicht delegierbar, nicht auf andere übertragbar sind, dann sollte jeder einzelne möglichst viel darüber wissen, was er für seine Vitalität und für seine Gesundheit und damit für seinen privaten, berufli-

**Gesundheit und Vitalität sind nicht delegierbar.**

chen und sozialen Lebenserfolg tun kann. Das ist der Grund, warum ich meine Therapie- und Praxiserfahrungen nicht nur der Wissenschaft, sondern mit diesem Buch auch der Öffentlichkeit vorstelle.

Ich begreife mich heute zur Hälfte als Arzt und zur Hälfte als Unternehmensberater, als Berater des Unternehmens Mensch. Als solcher habe ich auch dieses Buch geschrieben. Ich bin sicher, daß das Berufsbild dieser spezifischen Form der Unternehmensberatung in Zukunft ein fester Bestandteil des Gesundheitswesens sein wird, und zwar als Dienstleistung, die jeder in Anspruch nehmen kann oder wird, der gewillt ist, sich aktiv um das Wissen zum Ausbau seiner Gesundheit zu bemühen. Ziel einer solchen Unternehmensberatung wird es sein, Gesunde zu beraten, was sie aktiv tun können, um möglichen Krankheiten vorzubeugen. Aus dem alten China wird berichtet, daß es dort sogenannte „Gesundheitsärzte" gab. Sie hatten die Aufgabe, die Gesundheit der sich an sie wendenden Menschen zu erhalten und auszubauen. Dafür wurden sie bezahlt. Im Falle dennoch eintretender Erkrankungen mußten sie ohne Bezahlung arbeiten – ein faszinierender Ansatz. Mich hat er so weit überzeugt, daß ich meine ärztliche Praxis weitgehend auf eine Form der Dienstleistung umgestellt habe, die jeder in Anspruch nehmen kann, der gezielt in die Aktivierung seiner in ihm schlummernden Potentiale und damit in den Ausbau seiner Vitalität investieren will.

„Der Geist ist willig, allein das Fleisch..." Wer hat nicht schon am eigenen Leib diese Erfahrung gemacht. Wie viele Menschen besuchen Seminare zum Thema Lebenshilfe, in denen sie zwar neue Erkenntnisse gewinnen, die sie im Alltag aber nicht umsetzen können. Hierfür die nötige Vitalität, die Kraftvoraussetzungen zur Umsetzung neuer Impulse herzustellen, wird die Aufgabe einer modernen Beratung und Behandlung des Unternehmens Mensch sein.

Wenn eine Optimierung der Sauerstoffversorgung wie beschrieben so viele Störungsmuster günstig beeinflussen kann, dann ist es sinnvoll, diese Möglichkeiten in den Dienst der persönlichen und beruflichen Weiterentwicklung zu stellen. Und zwar um der Leichtigkeit des Seins willen, für den persönlichen und beruflichen Erfolg. Investieren also auch Sie in die eigene Schlagkraft und Vitalität, so wie ein Unternehmen immer wieder in Modernisierungsmaßnahmen investiert. Die Krankenkassen treten wie alle Versicherungen erst im Schadensfall ein. Wie in allen gesellschaftlichen und wirtschaftlichen Bereichen, so wird auch in der Medizin das Prinzip Eigenverantwortung in den nächsten Jahren zunehmend an Bedeutung gewinnen. Die angespannte Finanzlage im öffentlichen Gesundheitswesen wird keinen anderen Weg zulassen. Auch dieser Aspekt hat mich dazu ermuntert, diesen Ratgeber zu schreiben.

Die Vitalität eines Menschen nimmt immer dann ab, wenn unnötige „Kraftfresser" die zur Verfügung stehenden Energien ohne konstruktiven Nutzen verzehren. Erst wenn Sie diese Zusammenhänge kennen, können Sie sich selbst auf den Weg machen, ohne fremde Hilfe viele dieser „Kraftfresser" in Ihrem Leben zu erkennen und abzubauen. An Störungen des Systems Mensch sind immer viele einzelne Detailstörungen beteiligt, und zwar auf körperlicher, psychischer und geistiger Ebene. Sie werden nicht alle Hindernisse allein beseitigen können, vor allem nicht die körperlichen. Doch wenn sie entsprechend der hier beschriebenen Zusammenhänge Ihr eigenes tägliches Leben auf den Prüfstand stellen, werden Sie bereits viele Dinge finden, die Sie abstellen und besser machen können. Und so werden bereits viele Ursachen unnötiger Kraftverluste von selbst beseitigt. Alles, was sie an unnötigen, das Wohlbefinden nicht fördernden Kräften einsparen, dient Ihrer Gesamtvitalität.

Die ersten Sparmaßnahmen in ihrem Kräftehaushalt sind recht einfach durchzuführen. Überprüfen Sie beispielsweise einmal, wieviel Kraft und Zeit Sie täglich sinnlos vergeuden, indem Sie mit anderen Menschen nur über Probleme, über Krankheiten und Katastrophen, angebliche oder tatsächliche Skandale reden. Wieviel Kraft und Zufriedenheit schöpft man hingegen erfahrungsgemäß aus der gemeinsamen Freude über besonders schöne Ereignisse. Es ist eine banale, aber alltägliche Erfahrung: Nur negativ zu denken und vorrangig über Negatives zu reden belastet das Kräftekonto eines Menschen erheblich. Gehen Sie statt dessen auf Ihre Mitmenschen zu und reden Sie *mit* ihnen, nicht *über* sie. Riskieren Sie den Anfang eines Miteinanders. Die meisten Menschen, denen Sie begegnen, werden sich über Ihre Initiative freuen und sich bei Ihnen bedanken. Beginnen Sie Ihre Ge-

**Wer seinen Kräftehaushalt konsolidieren will, sollte als erstes gegen Kraftfresser vorgehen.**

**Die größte Kraftquelle der Psyche ist die Liebe.**

spräche nicht damit, über Probleme zu reden, sondern über die angenehmen und schönen Seiten des Lebens – davon gibt es genug, es wird nur zu wenig darüber geredet. Werden Sie zu Botschaftern des Schönen und der Freude. Wann haben Sie sich beispielsweise das letzte Mal an der Farben- und Formenvielfalt einer blühenden Sommerwiese erfreut? Viele Menschen müssen erst wieder lernen, über diese kleinen Sensationen des Alltags Freude zu empfinden. Wenn Ihnen dies jedoch gelingt, dann werden Sie darüber hinaus sogar auch wieder etwas empfinden, was ebenfalls viele Menschen verlernt haben: Dankbarkeit. Und Dankbarkeit ist der größte Reichtum, den ein Mensch besitzen kann. Richard Tempelton, einer der erfolgreichsten amerikanischen Finanzmanager wurde einmal gefragt, warum er so erfolgreich und reich geworden sei. Seine Antwort war: „Weil ich ein sehr dankbarer Mensch bin." Wenn Sie diesen Schritt vollzogen haben, werden Sie Ihre Erfahrungen auch an andere Menschen weitergeben können, ganz im Sinne einer positiven und vitalen Lebensgestaltung.

Von Herrman Hesse stammt die einfache, aber wichtige Erkenntnis: „Der Anfang aller Kunst ist Liebe." Ohne Liebe zu den Dingen und zu den Menschen, auch zu sich selbst, kann sich keine schöpferische Kraft entwickeln, sie wird statt dessen brachliegen. So wie die Liebe Voraussetzung für das Entfalten alltäglicher schöpferischer Gestaltungsprozesse ist, so ist sie auch die größte Kraftquelle unserer Psyche, die auf das Miteinander, auf Resonanz, auf Geben und Nehmen gerichtet ist. Nutzen Sie diese Kraftquelle. Und investieren Sie die auf diesem Weg frei werdenden Kräfte in ein vitales und aktives Leben.

Dies alles gilt auch und besonders in Zeiten, in denen Sie an einer Krankheit leiden. Unzufriedenheit oder Selbstmitleid kosten Kraft. Doch zur Überwindung von Krankheiten braucht man Kraft. Positiv zu denken, Freude und Dankbarkeit empfinden zu können – das kann gerade in schwierigen Lebenssituationen entscheidend zur Steigerung der Vitalität und damit zur Bewältigung kleiner wie größerer Krisen beitragen.

Einige der in diesem Buch veröffentlichten Aussagen sind grundsätzlicher Natur, die jedoch über Erfolg oder Mißerfolg der individuellen Lebensführung mit entscheiden. Wer in diesem Sinne und in gedanklicher Fortsetzung des oben Gesagten mehr über das Thema Vitalität, persönlichen, beruflichen und sozialen Erfolg erfahren möchte, kann dies unter der Internetadresse **www.P-PS.com** tun.

# Register

# Adressen

IMAT - Internationale Medizinische
Akademie für Thermographie
Tel. 06172/902919
Fax: 06172/902949
Schöne Aussicht 8a
61348 Bad Homburg

Forum für Vitalität und Lebensfreude
Tel. 0208/765070
Fax: 0208/7650711
e-mail; Forum-Vitale@p-ps.com
Aktienstraße 214
45473 Mülheim an der Ruhr

Institut für Farbe, Licht und Raum, Prof. Brost
Tel. 06752/5588
Fax: 06752/5636
Auf dem Loh 38
55606 Kirn

LAG – Lust auf Gesundheit e. V.
Tel. und Fax: 089/7809050
e-mail: LAGeV@aol.com
Fürstenackerstraße 20
81477 München

Zentralverband der Ärzte für Naturheilverfahren
Tel. 07441/918580
Fax: 07441/9185822
e-mail: ZAEN-Freudenstadt@t-online.de
Am Promenadenplatz 1
72250 Freudenstadt

Deutsche Medizinische Arbeitsgemeinschaft
für Herd- und Regulationsforschung
Tel. 0221/3761005
Fax: 0221/3761009
e-mail: dah.de@t-online.de
Von-Groote-Str. 30
50968 Köln

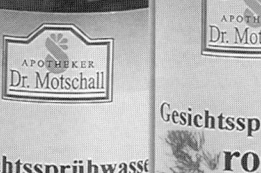
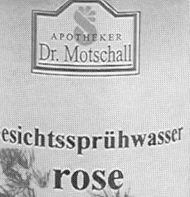
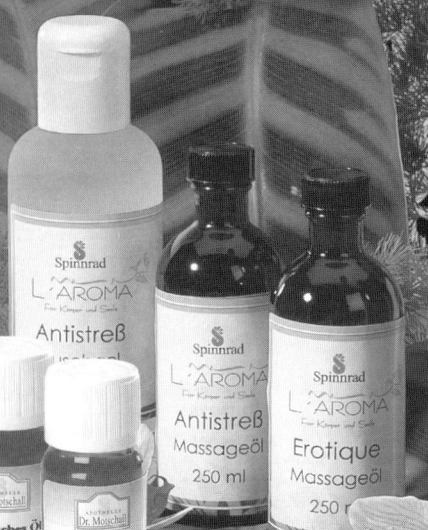
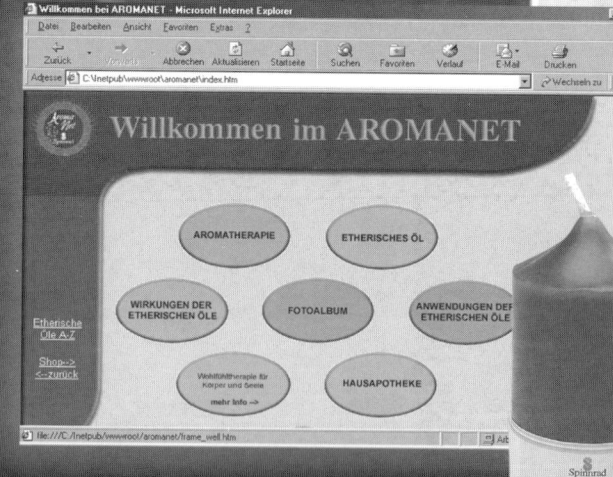